大国医

圣手神针石学敏，穴位养生有妙方

经穴养生
就是特效药

石学敏◎著

吉林科学技术出版社

图书在版编目（CIP）数据

经穴养生就是特效药 / 石学敏著. —长春：吉林
科学技术出版社，2017.11
（大国医）
ISBN 978-7-5384-9879-0

Ⅰ. ①经… Ⅱ. ①石… Ⅲ. ①经络－养生(中医)
Ⅳ. ①R224.1

中国版本图书馆CIP数据核字(2017)第178336号

经穴养生就是特效药

著　　者	石学敏	
选题策划	李　梁	
出 版 人	李　梁	
责任编辑	孟　波　端金香　穆思蒙	
特约编辑	汉时传媒	
书籍装帧	长春美印图文设计有限公司	
封面设计	王　婧	
开　　本	710 mm×1 000 mm　1/16	
字　　数	264千字	
印　　张	23.25	
印　　数	1—10 000	
版　　次	2017年11月第1版	
印　　次	2017年11月第1次印刷	

出　　版　吉林科学技术出版社
发　　行　吉林科学技术出版社
地　　址　长春市人民大街4646号
邮　　编　130021
发行部电话/传真　0431-85635176　85651759　85635177
　　　　　　　　　85651628　85652585　85600611
储运部电话　0431-84612872
编辑部电话　0431-85659498
网　　址　www.jlstp.net
印　　刷　吉林省创美堂印刷有限公司

书　号　ISBN 978-7-5384-9879-0
定　价　49.90元

推荐序
一手"神针"，独步杏林

我与石院士相识多年，他不仅是我的好友，还是值得尊敬的杏林同行。他有一个"圣手神针"的名号，是我国"两弹一星"元勋、中国工程院原院长朱光亚送给他的，足见他在中医针灸领域的成就。

石院士是天津中医学院首届大学生，是科班出身、接受现代中医教育的一代人。虽然是中医专业，但他的眼光从未被专业限制，始终坚持"中西结合、融西贯中、针药并用、形神兼备"。我曾听他说："中医有三千年历史，为何发展缓慢？西医不过一百多年历史，又为何发展如此迅猛？为什么急危重病和高级保健都在西医院手中？我们中医人再不能墨守陈规，要主动吸取现代医学精华，把它应用到中医的发展中去，中医诊治技术只有与现代医学诊治技术结合，才能构成一个完整的圆。"

石院士从事针灸学和老年医学的临床、科研、教学工作四十余年，我将他的主要贡献归纳为三：

一是创立"醒脑开窍针法"，开辟了中医治疗中风病的新途径。早在 20 世纪 70 年代末，石院士即提出"肝风挟痰浊、瘀血上蒙脑窍，致窍闭神匿神不导气"的创新性认识，创立醒脑开窍法则及针刺方法。他创立的"醒脑开窍针法"治疗中风病取得了显着疗效，提高了中风病的治愈率，降低了致残率，创造了世界医学史上的神话。

二是确立"针刺手法量学"新概念，开辟了针刺手法研究的新领域。历代中医在针刺手法的刺激计量方面的概念都比较模糊，缺乏西医那样的规范量化操作，使得学之难学、用之难用、传之难传，影响了临床疗效的提高和中医技术的传承。石院士通过严谨的实验研究，率先把针刺作用力方向、大小、施术时间及两次针刺间隔时间作为针刺手法量学的四大要素，使传统的针刺手法向规范化、量化发展。他主持完成的这项"针刺手法量学研究"成果获得了1986年度全国（部级）中医药重大科技成果乙级奖。

三是他在针灸学基本理论——腧穴功效和经络病候学方面的研究做出了杰出贡献。在腧穴学方面，石院士根据历代文献并结合现代临床实践，首次对14条经络361个穴位的功效进行了系统归纳和总结，完善了中医腧穴学的理论体系。在经络学中，石院士对每一条经络主治的病候群进行了剖析、划分，并与现代相关疾病进行了对照研究，科学地对十二经络的病候体系进行了破译和阐发。在此之前，由于古代汉语深奥难懂，历代对于病候的诠释和阐发多"以字解字"，使学习者很难领会其实质；历代中医文献对于腧穴、经络功效主治的认识也只是罗列了一些病症，而缺乏用中医理论进行高度归纳和总结。石院士用现代的眼光补充完善了中医基本理论，传统中医能够在新时代得到进一步发展，能够走向世界，他功不可没。

石院士取得的成绩和成就绝非以上三点可以概括，我只是提纲挈领做一简单总结。如今听闻石院士完成新书，并且不同于以前的教材或专业书籍，是首次面向普通大众宣传中医知识和方法，我是十分欣喜的。

现在养生保健类图书众多，但其中良莠不齐、难辨真伪。一些错误的健康知识一旦流传，不仅影响个人的健康，甚至使普通大众对医学的信任产生影响，危害甚巨。而石院士一贯治学严谨，相信他的著作会是民众了解中医知识、健康知识的媒介，在科学医学知识的普及中起到重要作用。

石院士行医数十年，临床经验丰富。我读他这本书中的文章，案例生动，由事入理，通俗易懂，将数千年历史的中医文化直白道来，即便是没有学过医的人也能看得明白，确是不同于他以往的专业著作。在图书即将出版之际，我由衷希望石院士此书可以成为大众了解中医、学习中医、掌握中医的桥梁，希望书中介绍的方法可以为读者带来帮助，希望每一个人都可以拥有健康、远离病痛。

张大宁

2017 年 9 月

序
健康是人的第一财富

健康是什么？我想每一个从事医疗事业的同仁都在思考这个问题，并且都有自己的心得。世界卫生组织对健康的定义是"身体、精神及社会活动中的完美状态"。这说明健康不仅是身体没有疾病，精神、社交方面也要健全。

我已经80岁了，从事针灸学和老年医学的临床、科研，以及教学工作也近50年了。直到现在，我仍然坚持每天在病房及门诊工作，每天接诊40余人次，并且亲自为患者行针刺治疗、制订治疗方案，为解除患者疾苦尽自己的一份力。在这个过程中，我深切感受到患者对健康的渴望，也逐渐对健康的概念有了更全面的认识。

我认为，一个人的健康应该是立体的、全面的，应该达到"上、中、下三位一体"的标准。

首先，要让大脑灵敏、有活力，这就是"上"的健康。大脑是身体最重要的器官，是指挥发送指令的"司令部"，是思维、意识的中枢。如果因为衰老、疾病、睡眠不足、用脑无度等因素导致大脑供血、供氧减少，脑细胞就会损伤及退化，这种变化常常是不可逆的。大脑一受损，就会使思维变迟钝、精神无法集中、记忆力减退，严重的甚至会影响精神健康和社会交往。

其次，要有运作良好的脾胃，这是"中"的健康。中医认为"脾胃是后天之本"，一日三餐要依靠脾胃的运化才能变为补益人体的水谷精微。现在很多人，尤其是年轻人，对脾胃的健康不重视，饮食不规律、无节制，经常吃烧烤、油炸和肥甘厚腻的食物，导致脾胃受损，不是消化不良，就是体内痰湿难以运化，这都是不健康的。俗话说："早吃好、午吃饱、晚吃少。"这种朴素的养生观念还是要坚持的。

最后，要有强壮有力的腿脚。腿脚是健康的基础，就像树的根，根须深、稳，才能长成参天大树。晨练的时候，在公园里会看见很多人在站桩，这就是在锻炼下肢的力量。站桩、太极拳、快走、慢跑……这些运动都是锻炼腿脚的好办法。我现在还能坚持在临床一线工作，和我爱好运动、有健康的腿脚是分不开的。

前些年流行一段话，是说："健康好比数字1，事业、家庭、地位、钱财是1后的0；有了1，后面的0越多，就越富有。反之，没有1，则一切皆无。"这段话说得非常好，直白地表达出了健康的重要地位。我在工作中会接触各种各样的患者，其中不乏有身份、有地位的人，但是在我看来，他们和其他患者并没有什么不同。《增广贤文》里有一句话："良田万顷，日食一升，大厦千间，夜眠八尺。"再多的财富不过是锦上添花。没有了"1"，"0"再多也还是一无所有。

我常对我的患者说："健康不能靠医生，因为医生是治病的人。如果没有病，谁也不会来医院，而来医院就说明已经不健康了。"所以，真正能守护健康的人只能是我们自己。现在越来越流行"养生"，其实养生自古有之，并不是今天才流行的。只是我们之前都太忽视对自己健康的保护，只有病痛来临时才想起来，但为时已晚。亡羊补牢是下策，未雨绸缪才是上策。

西医有内科和外科之分，中医也有内治与外治之别，针灸就是外治的代表。早在2000多年前，神医扁鹊就用针灸让虢国太子"起死回生"，可见针灸的源远流长。还有按摩推拿，也是自古有之的中医外治法，而且沿用至今。

和针灸、推拿一样悠久的，还有中医的经络腧穴学说。这些身体上看不见、摸不着的线和点是能量的通路和生命的关键，中医方法就是依靠经络和穴位来发挥作用的。不仅治病要用到经穴，日常保健养生也离不开经穴。唐代"药王"孙思邈说过："若要安，三里常不干。"这句话里的"三里"就是足三里。这是经穴在养生中比较具代表性的应用了。

《黄帝内经·灵枢·逆顺》中说："上工治未病，不治已病，此之谓也。"就是说，医术最精湛的医生可以在疾病还未出现的时候就治好它。为了小孩子能茁壮成长、青年人能奋发图强、中年人能更进一步、老年人能享受天伦，我们都应该做自己的"上工"，因为我们自己才是最了解自己身体、精神感受的人。我希望每个人都掌握一些中医的知识、学习一些中医的方法，这样当疾病出现苗头时，我们用中医的方法将其消灭在萌芽，才能让小病不变成大病，真正地做到守护我们的健康。

石学敏

2017年9月

目录
CONTENTS |

第一章
祖国中医，老祖宗留下的绝学

1. 上下五千年，老祖宗一直在钻研 / 002

2. 五脏六腑的病，都可以通过中医治 / 005

3. 我们的健康受五运六气影响 / 008

4. 为什么那么多的外国人也在学中医 / 011

5. 养出精气神，小病不沾身 / 014

6. 心情宜"静"不宜"燥"，心态好病就少 / 017

7. 最好的活法是顺应天性 / 020

第二章
懂经穴：身体自带的"灵丹妙药"

1. 身体上的反射区其实都是"药" / 024

2. 很多病，吃药不如通经络 / 027

3. 通经活络，打开人体的自愈力 / 030

4. 在和疾病的斗争中提高自己 / 032

5. 养生重在平时的按跷 / 034

6. 通过畅经络改善体质 / 037

第三章
学手法：老祖宗传下来的绝学

1. 按摩：手到病自除的中医绝学 / 042

2. 艾灸：做饭岂能无柴，保健岂能无艾 / 045

3. 拔罐：温经通络、祛寒除湿的行家里手 / 050

4. 刮痧：古老而有效的治病方法 / 056

第四章
常见病：从头到脚，养治结合

1. 巧治头晕目眩 / 062

2. 面瘫"其治宜微针" / 065

3. 找对穴位，天天都是爱眼日 / 068

4. 鼻炎鼻塞怎么办 / 071

5. 调和经气，耳听八方 / 074

6. 清热泻火治牙痛 / 077

7. 随身携带的"咽喉含片" / 080

8. 白领必看的颈椎保养方 / 083

9. 胁肋疼痛，经穴来解决 / 087

10. 胃痛不用愁，两大穴位来解忧 / 090

11. 祛除腰痛的特效方法 / 093

12. 别被膝关节病牵着鼻子走 / 097

13. 足踝扭伤的处理之道 / 100

第五章
老毛病：找到病根，一推一按

1.化痰止咳：宣通肺气，调理脏腑 / 104

2.失眠：不应过于依赖医药 / 108

3.感冒：分清类型，巧妙施治 / 112

4.便秘：肠道润，大便通 / 115

5.腹泻：巧用身体里的"止泻药" / 119

6.糖尿病：从"三消"入手稳定病情 / 122

7.高血压：应该随身携带"穴位降压药" / 125

8.低血压：补虚证，培养中土升血压 / 129

9.贫血：保养好脾胃和肾是关键 / 132

10.慢性疲劳综合征：从调养肝、脾、肾入手 / 136

11.心律失常：养心血、安心神，转心悸为心安 / 139

12.心绞痛：调心气、通经脉，方能止心痛 / 142

13.脑卒中后遗症：温经通阳，解筋肉之挛缩 / 145

第六章
女人病：让经穴为健康保驾护航

1.月经不调：调理冲任和肝脾肾是关键 / 150

2.痛经：益气养血，化瘀止痛 / 154

3.闭经：辨证分虚实，应对有不同 / 158

4.崩漏：培元益气、调经止血 / 162

5.带下病：祛湿邪，养脾肾 / 165

6.急性乳腺炎：清热消痈除肿痛 / 169

7. 围绝经期综合征：滋补肝肾、养心安神 / 173

8. 子宫肌瘤：活血化瘀，行气消症 / 177

9. 慢性盆腔炎：利湿化浊、固摄带脉 / 181

第七章
男人病：经穴能帮你重振雄风

1. 遗精：滋肾阴而抑心火，益肾固精是关键 / 186

2. 早泄：补肾固精清湿热，调神定志减负担 / 190

3. 阳痿：补肾阳、壮肾气，让宗筋强壮起来 / 193

4. 增强性能力：拇指指腹按压太冲 / 197

5. 腰膝酸软：按摩太溪可强健腰膝 / 200

6. 尿潴留：通癃闭，不能脚痛医脚 / 203

第八章
小孩病：捏捏小手病就消

1. 体弱受寒，试试推三关 / 208

2. 发热无汗，掐一掐二扇门 / 210

3. 小儿呃逆，试试清胃经、推板门 / 213

4. 腹痛肠鸣，掐揉一窝风止痛散寒 / 216

5. 孩子便秘，温热双手揉摩肚脐 / 218

6. 宝宝腹泻，推大肠、补脾土可以止泄泻 / 221

7. 孩子上火脾气大，父母可以推肝经 / 224

8. 腹胀疳积，给孩子掐一掐四缝 / 226

第九章
调气血：守住健康的物质基础

1.大补元气：保养好生命活动的原动力 / 230

2.理气解郁：让身体之气运行更顺畅 / 232

3.补血养血：血好，健康就多了份保障 / 234

4.活血化瘀：让身体的每一处都畅通无阻 / 237

5.气血同补：给健康上份"双保险" / 240

6.滋养津液：让身体享受"雨露甘霖" / 242

第十章
顺应四气：养生事半功倍

1.顺天时，人要与天地和谐 / 246

2.春升发，防风养肝是关键 / 250

3.夏伤心，养心去火是秘诀 / 252

4.秋防燥，滋阴润肺经常做 / 254

5.冬进补，养肾藏精来年好 / 256

第十一章
经络穴位命名的由来

1.手太阴肺经 / 260

2.手厥阴心包经 / 265

3.手少阴心经 / 268

4.手阳明大肠经 / 271

5.手少阳三焦经 / 278

6. 手太阳小肠经 / 283

7. 足阳明胃经 / 287

8. 足少阳胆经 / 301

9. 足太阳膀胱经 / 311

10. 足太阴脾经 / 323

11. 足厥阴肝经 / 329

12. 足少阴肾经 / 333

13. 任脉 / 339

14. 督脉 / 347

第一章

祖国中医，老祖宗留下的绝学

1. 上下五千年，老祖宗一直在钻研

中医是一门历史悠久的学问，是我们的老祖宗在数千年的生活、劳动实践中总结出的与病痛抗争的宝贵经验和理论知识，是珍贵的民族文化宝藏。我常以自己从事中医工作而自豪，因为中医贯穿上下五千年华夏文明，并且直到今天仍在发展，是古老而充满生命力的学科。

有人认为"中医"就是"中国的医学"，这种说法有些片面。如果考察史料，我们会发现从西汉开始就有了"中医"的概念。那个时候没有"中国"，怎么会有"中医"呢？中医自古有"持中守一而医百病"的说法，意思是身体一直保持中和之气才会不生病，这是中医的"中"的真正含意。

中医在古时并不叫"中医"，这是当西方现代医学走进中国之后，为了区分才出现的称呼。古时我们对医术有很多称谓，其中蕴含了丰富的含义。比如"岐黄"，是源自记载岐伯与黄帝探讨医术的

《黄帝内经》；"青囊"，是源自三国时期的神医华佗；"杏林"，是源自同处三国时期的吴国名医董奉；"悬壶"，是来自民间传说。这些称谓不仅是对"医"的称谓，而且包含着历代中医的求索、医者济世救人的情操和美德。

中医在原始社会便有了萌芽，从古文中，我们可以一窥中医发展的历史。我们现在写的"医"字是简化字。在甲骨文中，医写作"毉"。上面是一个"殴"字，下面是一个"巫"字。后来慢慢发展，医又写作"醫"，上面还是"殴"，下面变成了"酉"。醫在《说文解字》中的解释为"治病工也。殴，恶姿也；醫之性然。得酒而使，从酉。王育说。一曰殴，病声。酒所以治病也。《周礼》有醫酒。古者巫彭初作醫"。从"巫"（巫术）到"酉"（药酒），正说明了古人治病从"听天命"到"尽人事"的进步，中医就是这样慢慢发展、完善、壮大起来的。

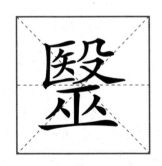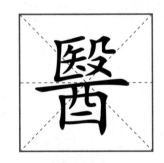

中医的发展是无数代医者研究、积累的结果，我们今天都是站在巨人的肩膀上。从神农尝百草开始，从对生命的懵懂无知，到发展出阴阳五行的理论基础、望闻问切的诊病方法，再到发展出中药、针灸、推拿、按摩、刮痧、拔罐、气功、食疗等多种治疗手段，中医对

生命、疾病、治疗的认识越来越全面、完整、深入。在历史的长河中，出现了很多著名的中医代表，比如扁鹊、华佗、孙思邈、李时珍……他们的名字大家耳熟能详，他们的故事和著作现在依旧流传。

近百年来，随着西方现代医学的广泛传播，中医遇到了巨大的挑战，同时也迎来了难得的机遇。医学无国界，中医、西医各有所长，应该取长补短，而不应该泾渭分明，甚至对立。中医是中华民族的瑰宝，在漫长的历史中发挥着卓绝的作用，无论是其独特的理论体系、诊疗方法，还是丰富的史料文献，都具有非常浓郁的民族特色。经过了数千年的时光，中医长盛不衰，以后还将继续发展下去，为中国人民的医药卫生事业发挥重要的作用。

2.五脏六腑的病，都可以通过中医治

和西医相比，中医学中有很多有意思的概念，比如"脏腑"就是其中之一。西医解剖学对人体脏器的认识是很直白的，看起来是什么就是什么。而中医将人体内的脏器分为"脏"和"腑"两类，将有关脏腑的理论称为"藏象"学说。在《黄帝内经·素问》中就有相关的《六节藏象论》。这里的"藏"通"脏"，就是指藏于内的内脏。

脏腑包括哪些呢？最主要的就是五脏六腑。五脏是指心、肝、脾、肺、肾，六腑是指胃、大肠、小肠、三焦、膀胱、胆。仔细看一下，我们会发现，"脏"主要是内部组织充实的器官，中医认为它们都有贮藏精气的作用；而"腑"是些中空有腔的器官，具有消化、吸收、排泄的功能。（在五脏六腑之外，我们的身体中还有"奇恒之腑"，包括脑、髓、骨、脉、女子胞等。）

在西医解剖学名词中，我们也可以看到这些名词，但实际所指却有很大不同。比如肾，在西医的认识中，这是一对位于腹腔、负责排泄、产生尿液的器官，是泌尿系统的一部分；而中医认为肾是"先天之本"，主藏精，主发育、生长、生殖。可见，一样的名词，其概念、功能却有天壤之别，绝不能混为一谈。本书中涉及的脏器名称均指中医学上的概念，请不要和西医解剖学上的器官混淆。下面，我简单介绍一下中医对五脏六腑功能的认识。

心主血脉，藏神志，为五脏六腑之大主，是生命的主宰。

肝主疏泄，主藏血，可调畅气机，调节精神情志、水液代谢、性与生殖，并促进消化吸收。

脾主运化（既运化水谷，又运化水湿），主统血。

肺主气，司呼吸，主行水，朝百脉，为相傅之官而主治节。

肾藏精，可贮存、封藏人身精气，主纳气，主水。

胃和脾同称"后天之本""气血生化之源"，主受纳、腐熟水谷，主通降。

大肠是"传导之官"，主要功能为传化糟粕。

小肠主受盛、化物（容纳、消化食物），泌别清浊。

三焦是上、中、下三焦的总称，主持诸气，总司人体的气化活动，而且是人体水液运行的道路。

膀胱可贮存和排泄尿液。

胆主决断，能贮存和排泄胆汁。

脏腑虽藏于体内，但它们的功能和病证都有征象表现在外，通过观察外部征象可以知晓脏腑的活动规律及其相互关系，这就是藏象学说的内核。脏与腑是统一的整体，有一阴一阳、一表一里的对应关系。具体来说，心与小肠，肺与大肠，脾与胃，肝与胆，肾与膀胱、心包与三焦相为表里。不仅如此，五脏作为身体的核心，还与人体其他部分有着千丝万缕的联系。比如：

心，其华在面，其充在血脉，开窍于舌；

肺，其华在毛，其充在皮，开窍于鼻；

脾，其华在唇，其充在肌，开窍于口；

肝，其华在爪，其充在筋，开窍于目；

肾，其华在发，其充在骨，开窍于耳和二阴。

由此可见，虽然五脏在我们的体内，不能直接看到，但是通过外在的一些表现，就可以推测、判断五脏发生了什么问题。比如眼睛有疾患，在内则是肝有了问题，所以在治疗上就不能忽视治肝，仅治眼病就是治标不治本，这也是为什么我们说不能头痛医头、脚痛医脚的原因。因为有这样的表里对应关系，在针灸治疗中就有了表里配穴的方法。

无数中医前辈总结、归纳出生命活动的规律，使得我们可以根据这些规律内病外治。虽然五脏六腑深藏体内，我们依然可以用针灸、按摩、中药、食疗等方法从外部着手治愈疾病。从这点来说，中医有比西医更丰富的治疗方法，可以在无痛或痛苦很小的情况下治好病人。疗效好、见效快、无痛苦、花费少，只有这样的医疗手段才能更好地为老百姓的健康保驾护航。

3. 我们的健康受五运六气影响

中医理论发展到今天，不仅仅是医学，更融合了哲学的思想在里面。比如中医自古便有"天人合一"的观念，提出了"天人相应"的整体观思想，这也是《黄帝内经》的重要组成部分。

除了阴阳、表里的关系，五脏六腑还有"五行"的相互联系，被称为"五运"。五行就是金、木、水、火、土，各有各的特点。五运则是指五行之气在天地间的运行变化。"金"清肃、收敛，"木"生发、柔和、条达，"水"寒凉、滋润、下行，"火"温热、升腾，"土"生化、受纳。

五脏各有禀性，与五行对应，于是有"肝属木、心属火、脾属土、肺属金、肾属水"的说法。五行之间相生（木生火、火生土、土生金、金生水、水生木）和相克（木克土、土克水、水克火、火克金、金克木），在临床辨证论治中有非常广泛和重要的应用。

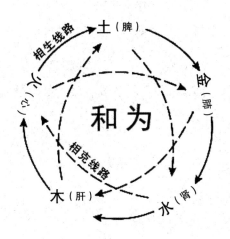

　　五运之外，还有六气。六气是指风、热（暑）、火、湿、燥、寒等六种气候变化。对中医有些了解的人会发现，这六气和中医上讲的"六淫"是一样的。没错，如果六气太过或不及，就变成了"六淫"，会导致疾病。

　　六气的变化决定了四季气候的不同，即春风、夏暑（火）、秋燥、冬寒、长夏湿。正常情况下，我们的身体可以自我调节，所以对六气有一定的适应能力，不会轻易生病。但是，当气候变化异常，比如太过或不及，或者"非其时而有其气"（如本该温暖的春季突然寒冷等），或者气候变化过于剧烈（骤冷、暴热等），超过了身体调节的范围，不能适应，就可能生病。这是外因。

　　还有内因。如身体的正气不足，免疫力下降，六气乘虚而入而导致发病，这时六气就变成了"六淫"，或者称"六邪"。

　　中医对于"五运六气"的认识是深刻而复杂的，在《黄帝内经·素问》中由七篇大论构建了五运六气（简称"运气"）学说完整的理论体系，建立了"五运主病"和"六气为病"的理念。学习和掌握运气学说，可以让我们更全面地认识气候（天）对我们健康（人）的影响，并广泛应用于治病、养生中。在后面的章节中，我会具体介绍五运六气对人体的作用和对疾病形成、施治的具体案例。

4. 为什么那么多的外国人也在学中医

鲁迅先生有句话说得好："只有民族的，才是世界的。"中医是中华民族独具民族特色的文化，是传统文化的瑰宝之一。在我的行医生涯中，不仅治疗过很多的外国病人，更教导过很多年轻的外国学生学习中医。现在越来越多的外国友人接受中医、认可中医、学习中医，我感到非常欣慰。

从西医传入我国开始，中医和西医孰优孰劣的争论就从来没有停止过。这里我不想继续这个争论，只是想通过一些我知道的例子来让大家知道中医是有自己的优势的，是祖辈给我们的"传家宝"。

中医并不是中国人自己在用，它早已经走向世界。现在已经有160多个国家与我国有中医药学术和医疗方面的交流，有将近100个国家与我国签订了有关中医药的合作协议，其中包括美国、法国、新加坡等，可以说是遍布全球。很多国家承认中医的合法行医资格，很多外国病人在治病时会选择中药制剂或中医方法。我也曾多次出国，和各国医生、学者进行交流。在一些国家,甚至在大学中已经开设了中医专业,比如葡萄牙国立波尔图大学2006年就正式开设了中医专业,以培养各色皮肤的外国中医。我能够感受到中医在国际上的地位日益提高,被越来越多的人重视。

说到中医药,很多古方中药有西药无法比拟的优势,在国外被当作"神药"。比如中医古方中有一剂六神丸,传到日本后被开发成"救心丹",变成了风靡世界的"救命神药"。还有老牌中药正露丸,在日本发扬光大之后,又返销到了国内。

在西医医院治疗主要靠什么?是"三素一汤",就是抗生素、激素、维生素联合,加入葡萄糖注射液静脉给药。后果就是细菌开始产生耐药性,人们的体质越来越差。而中医有非常多的不用打针吃药的治疗方法,比如针灸、按摩、刮痧、拔罐、敷贴等。这些方法依靠的不是外力,而是我们身体的力量,通过刺激经穴激发我们身体上的"药田"。

中医把人体看成一个系统,而且是和外界联系的整体,所以有"天人合一"的说法。人体需要不断调理阴阳、气血,养好精气神,才能避免生病。能治疗"未病"的医生才是最好的医生。

中医和西医还有一个差别,就是中医讲究"养生"。中医讲究"五运"(金、木、水、火、土)和"六气"(风、暑、火、湿、燥、寒)对人的影响。什么时候睡觉、起床,吃的食物是冷、是热,不同的季节要吃什么样的食物……这些对于健康都是有影响的。而西医对这些方面知之甚少。

我承认,在当今这个讲究科学的时代,中医还存在很多不足,需要更多的规范、论证和考量，但这不能抹杀中医自身的光辉。无论中医还是西医，都不是包治百病的。如果可以将中医和西医的智慧结合起来，取长补短，共同造福人类，不是更好吗？这可能也是越来越多的外国人喜欢上中医、学习中医的原因吧。

5. 养出精气神，小病不沾身

大家可能都有体会，现在医院人满为患，每个出门诊的医生一天要看三四十，甚至五六十个病人。这些病人不仅有老人，还有很多中青年。一些原来我们印象中的老年病逐渐有年轻化的趋势，病人的年纪越来越小，甚至有十几岁的孩子得2型糖尿病的病例。为什么现在病人越来越年轻呢？我觉得这是现代人生活方式改变了，缺少了"精、气、神"的缘故。

"精、气、神"很多人都听说过，但具体是指什么，可能就不是太了解了。我简单给大家介绍一下。

精

中医认为，精是构成人体、维持人体生命活动的物质基础。精有先天和后天的分别。先天之精是秉受于父母的造化生殖之精，通俗地讲，就是娘胎里带来的；后天之精则来自我们的饮食（水谷精微），吃得好、消化吸收得好，后天之精才能充足，才能补充先天之精，保证人体不亏虚。《黄帝内经》中说"得谷者昌，失谷者亡"，就是这个意思。

气

中医概念中的"气"，既是指物质，又是指功能。物质方面，是指运行于体内微小难见的东西；功能方面，则是指生命活动的原动力。《寿亲养老新书》中说："人由气生，气由神往。养气全神可得其道。"由此可见"气"的重要，呼吸吐纳、水谷代谢、营养输布、津液濡润等生命活动都依赖于气的变化（气化）。身体的运动可以促进气的运行，八段锦、五禽戏、太极拳等健身运动和导引气功就是非常好的"以动养气"的手段。

神

神，是精神、意识、知觉等生命活动的集中表现和主宰，是生命状态的反映。我们常说一个人的目光"炯炯有神"，这就是"神"的表现之一。神的物质基础是精，只有水谷精气充足、脏腑调和，神才能旺盛。《黄帝内经·素问·移精变气论》中说："得神者昌，失神者亡。"中医在诊疗疾病时，也常用是不是有神来判断一个人的状态。比如一个人平时很有精神，有一天突然很萎靡、没精神，我们就知道他的身体可能出了问题。

我创的"醒脑开窍"针刺法就是以"调神"为核心，让"失神""伤神"的病人转变为"神存""神守"，通过醒神、调神、安神来调和阴阳、气血，使机体恢复正常功能。

精、气、神是人的"三宝"。如果把人看成是一棵树，"精"是树根，"气"是树干，"神"是枝叶。根系茁壮、枝干中通外直、枝叶繁茂，这样的树木才能成材。精、气、神是一个整体。精可化气，气可化精，精、气生神，精、气养神，而神则统驭精、气。这三者互相关联，只有精、气、神和谐稳定时，人才能保持健康。

　　但是，现在的人常常不注重养生，精、气、神受损了也不自知，所以不知不觉中疾病就找上门了。伤了精、气、神，人的底子薄了，身体在对抗病魔的过程中总是打败仗，能不出现健康问题吗？所以我们要正视这些问题，通过适当的手段把精、气、神补回来，这样才能找回健康。中医有很多这样的方法，比如艾灸，就可以补元气、通经络、祛病邪。只要我们行动起来，我们就会拥有强健的体魄，让健康成为我们最大的财富。

6. 心情宜 "静" 不宜 "燥"，心态好病就少

随着科技的进步、社会的发展，我们的生活一天比一天好了，可是有些方面我感觉反倒不如以前。比如说，现在吃的、喝的是比以前好了，但是食物的味道却没有了。以前吃的黄瓜有一股清香味儿，现在没有了。以前柿子虽然个头不大，但是酸酸甜甜特别好吃，现在这种味道也大大减退了。在超市里、市场里贩售的食物虽然品种多，但都是人工的，或者反季的食物，来自食物的后天之精质量不高，人体的先天之精得不到很好的补充，于是身体的根本就弱了。

这些年来，生活方式变化也非常明显。网络发达了，电脑、智能手机普及了，问题也随之而来了。很多年轻人白天坐着上班，晚上坐着娱乐，身体缺少适当的运动，长此以往，气怎么能在身体里正常地运行呢？一旦气的运行不顺畅，不是这儿瘀了，就是那儿阻了，身体怎么能好呢？

这些都是比较明显的问题，与饮食、运动相比，有一个问题可

能大家就不容易意识到了，这就是情志，或者说情绪。情志就是喜、怒、忧、思、悲、惊、恐等七种情绪。《金匮要略方论》中将六淫、七情、饮食劳伤看成是导致人生病的三大主因，认为"千般疢难，不越三条"，可见我们的先辈很早就注意到了情志致病这个问题。

生活中经历七情就像餐桌上品尝五味，是很自然的事情。《黄帝内经》中说："有喜有怒，有忧有丧，有泽有燥，此象之常也。"翻译成白话就是说，一个人有时高兴，有时发怒，有时忧愁，有时悲伤，好像自然界气候的变化一样是正常现象。但是，如果七情太过就会伤身。《养性延命录》中说："喜怒无常，过之为害。"很多人熟知的"范进中举"的故事，就是七情太过而伤身的典型例子。现实生活中，大家也一定听闻过有人大怒大喜之后突发脑卒中的案例。

七情对身体的伤害是多方面的。从脏腑的角度来说，有"怒伤肝、喜伤心、思伤脾、忧伤肺、恐伤肾"的说法。不过，通过对临床病例的观察，我发现情志太过对脏腑的伤害并非是一一对应的，因为人体是牵一发而动全身的，一个脏腑受到影响，其他脏腑也难免受到殃及。《黄帝内经》中也提出了"悲哀愁忧则心动，心动则五脏六腑皆摇"的观点。

从气的运行的角度，情志也会扰乱气机，具体来说有"怒则气上，喜则气缓，悲则气消，恐则气下，惊则气乱，思则气结"的关系，所以说"百病生于气"。

从阴阳平衡的角度，《黄帝内经》有"暴喜伤阳，暴怒伤阴"和"大惊卒恐，则气血分离，阴阳破散"之说。人的健康离不开阴阳调和，只有"阴平阳秘"，才能"精神乃活"；一旦"阴阳离决"，则

"精气乃绝"。

情志致病是先伤人神、气，再伤人形体，这和六淫多伤人形体是不同的。因为情志失衡有时不会很快在形体上反映出来，所以我们常常忽略了它。

如何调节好情志呢？中医有一句话说得很好，是"静则神藏，躁则消亡"。对于"静"的认识，自古便有很多。老子主张"致虚极、安静笃"，庄子认为"水静犹明，而况精神"，而我认为这个"静"更是一种平衡的状态。七情是我们精神活动的一部分，喜怒哀乐不可避免，我们要做的不是消灭七情中的一种或几种，而是要避免大喜大悲的波动，以及经常情绪低落、压抑、躁动的状态。要让我们的情志维持在平静、知足、喜乐的状态，才能像《黄帝内经》里说的那样："恬憺虚无，真气从之；精神内守，病安从来。"

7. 最好的活法是顺应天性

在中国人的健康观念中，有一个特别的词——养生。为什么说它特别呢？因为通常只有生病了，或者老了，才想起这个词。其实不管是老人，还是年轻人，不管是男人，还是女人，都要重视养生。现在的年轻人觉得自己身体好，不注意健康，这种思想是错误的，往往为以后的大病埋下病根。

养生要怎么做呢？还是我提过的那四个字——"天人合一"。在中医思想中，人和天地之间是有联系的，自然界中五运六气的变化和人体五脏六腑、奇经八脉之气是关联的。老子在《道德经》中说："人法地，地法天，天法道，道法自然。"这就是在告诉我们，人要依据于大地的变化而生活劳作，大地依据天气的寒来暑往而化育万物，天气又依据"道"的规律而运行变化，"道"则是依据自然。所以，我们养生最重要的就是顺应天性、顺应自然。

顺应天性，并不是让我们随心所欲，想要干什么就干什么。比如有的年轻人晚上不睡觉，熬夜打游戏、看电视剧，结果休息不好，白天没精神。这不是顺应天性，而是在挥霍身体的资本。顺应天性是让我们遵循自然的规律，要和于天度，因时而养；要与地同纪，因地养生。

《黄帝内经·素问·宝命全形论》中说："人以天地之气生，四时之法成。"它的意思是人是自然的产物，想要延年益寿，就要让我们的生命节奏和四时（四季）的变化一致。春温夏热，秋凉冬寒，不同的季节有不同的特点，养生就要顺应季节的变化，所以就有了"应春温之气以养肝，应夏热之气以养心，应长夏之气以养脾，应秋凉之气以养肺，应冬寒之气以养肾"的养生原则。

不仅是一年四季的变化对人体有影响，月盈月缺、昼夜更替对人体同样有影响。有医学家就发现女性的月事规律和月球运动的节律是有关系的。《黄帝内经》中有"月始生，则血气始精，卫气始行；月郭满，则血气实，肌肉坚；月郭空，则肌肉减，经络虚，卫气去，形独居"和"故阳气者，一日而主外，平旦人气生，日中而阳气隆，日西而阳气已虚，气门乃闭"的描述，就是在说月、日中人体变化的规律。虽然我们现在做不到像古人那样日出而作、日入而息，但是也要合理安排自己的作息规律，该休息的时候休息，这样才能保持健康。

生活的地域对健康同样有影响。我们的祖国幅员辽阔，不同的地域形成了截然不同的生活习俗、饮食习惯、体质特征，所以《黄帝内经·素问·五运行大论》说："地者，所以载生成之形类也。"有的人出远门，来到陌生的环境会"水土不服"，就是因为地域变化而导致了身体的不适。比如生活在云贵一带湿气重的地方，人就要吃辣的，把体内的湿气发出去。如果到了干燥的北方还吃辣的，就要上火了。

除了顺应天时地理的规律之外，我们在养生时还要注意顺应生命的天性。人类是万物之灵，但是动物身上也有值得我们学习、模仿的地方。现在有一门学科叫"仿生学"，我觉得中医中也有这门学科。比如传统导引养生功法中的"五禽戏"，就是模仿虎、鹿、熊、猿、鸟这五种动物的姿态来锻炼身体，让身体更灵活、更强壮。虎之威猛、鹿之安舒、熊之沉稳、猿之灵巧、鸟之轻捷，这些都是天性。

养生，就是自然而然。契合天地规律，做到天人合一，只有这样才能让我们融入自然、延年益寿。

第二章

懂经穴：身体自带的"灵丹妙药"

1. 身体上的反射区其实都是"药"

在我们的身体上，除了经络和穴位，还有几个健康"特区"，我们常称它们为"反射区"。什么是反射区呢？简单地说，反射区是身体上能够反映脏腑、器官的生理、病理信息的区域，反射区的特定部位与身体的五脏六腑、头部的大小脑、淋巴腺、内分泌腺体、肌肉、关节紧密相连。在反射区中，每个器官、部位都有一个固定的位置与之相互呼应。

如果哪个器官发生了病变，相应的反射区就会有所反应。有时候按脚心会感到特别疼，有人就会说是"肾不好"，因为这里正好是肾对应的反射区，疼痛是最直观的健康告急信号。此外，结节、包块，以及皮肤颜色、状态的变化，都反映了身体的状况，需要我们细心留意。

我们熟悉的反射区有足部反射区、手部反射区和耳部反射区。除了这3个反射区之外，脊柱、面部其实也有反射区，只是使用上有所限制，所以不常用。

　　反射区和身体是怎么对应的呢？以足部反射区为例，我们两只脚并在一起，各器官的投影就像一个人盘坐在那里。脚趾对应头部，脚心对应胸部和上腹部，脚跟则对应小腹部（生殖腺）。手部、耳部也有类似的对应关系。

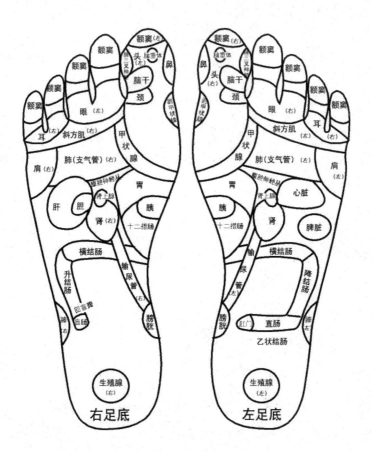

　　反射区疗法是一种经济、实用、简便、安全的中医方法。它不仅

能治病，也可以起到养生保健的作用。很多人喜欢泡脚，其实这就是通过温水、搓按对足部反射区起作用，所以会觉得很舒服。反射区疗法可以徒手操作，也可以通过一些简单的按摩工具，甚至生活用品来进行。一些老年人手脚没有劲儿，可以买一个高尔夫球，空闲的时候握在手里或者踩在脚底，就可以按摩手足的反射区了。

2. 很多病，吃药不如通经络

打针吃药是每个人生病时都经历过的，但是，你有没有想过，其实药物并不是治疗疾病的唯一选择呢？药物滥用是当今世界面临的共同问题，其中最典型的例子非滥用抗生素莫属。

2011年的世界卫生日提出了这样的主题——"抗生素耐药性：今天不采取行动，明天就无药可用"。真的有这么严重吗？有调查数据显示，在中国住院患者中，抗生素的使用率达到70%，是欧美国家的2倍。其中外科患者使用抗生素的人比例高达97%，外科手术预防性应用抗生素达到95%，而真正需要使用抗生素的病人有多少呢？还不到20%。我们都知道，滥用抗生素会导致强耐药菌株的出现，进而导致"超级细菌"的出现。一旦到了那时，我们将无药可用。

生活中我们一定也见过这样的朋友：感冒的时候，常常自作主张地吃些"消炎药""抗生素"，或者超剂量服用维生素、感冒药，想把病顶回去。其实，感冒大多数是由病毒引起的，消炎药和抗生素并没有消灭病毒的作用，感冒药也主要是起对症治疗的作用，不能治根。这个时候，我们不如选择中医，采用艾灸、刮痧之类的绿色疗法，一样可以起到缓解症状的作用，而且没有不良反应，更加安全。

抛开药物，我们还能用什么和病邪斗争呢？其实，我们的身上就有治疗疾病的"神药"，这就是经络。经络学说源远流长，是中医理论的核心，已经有两千多年的历史了。但是直到今天，很多人仍然没有意识到经络在治疗、养生中发挥的重要作用。

经络是运行气血、联系脏腑和体表及全身各部的通道，是四通八达的人体功能调控系统。《黄帝内经·灵枢·脉度》说："经脉为里，支而横者为络，络之别者为孙。"就是说，"经"（脉）存在于机体内部，是主干，贯穿上下、沟通内外；"络"（脉）是枝杈，存在于机体的表面，纵横交错、遍布全身；而"孙"（脉）是末梢，是络脉别出的细小分支。

我们常将"病""痛"合称，因为痛往往是病最主要的表现。痛是怎么来的呢？中医说"不通则痛"，意思是气血在经络中运行不畅，就会导致痛的出现。痛怎么消除？自然就是"通则不痛"。要促进经络中气血的运行，我们可以针灸、按摩、导引、刮痧……药物可以说是最不得已的选择了。在临床中，我也常常发现针灸可以起到比药物更好的作用。对于一般人而言，针灸不好掌握，那我们可以做艾灸、刮痧、拔罐、足浴、导引、膏方、食疗……可用的方法数不胜数。

　　现在中老年人中得高血压、高血糖、高血脂的越来越多，很多病人常年吃药，不但带来不良反应，而且花费不菲，最糟的是有时效果还不尽人意。如果我们学会了使用经络，每天按按"降压穴""降糖穴"，做做养生导引，是可以替代药物治疗的。对于很多慢性病，吃大把的药不如学会自己通经络，气血顺畅了，精气神养好了，健康自然就回来了。

3. 通经活络，打开人体的自愈力

在医学上，有一类疾病被称为"自限性疾病"。这类疾病有一个共性，就是发展到一定程度后能自动停止，不治疗或只做对症治疗就可以逐渐痊愈。比如常见的感冒、水痘、轮状病毒性肠炎等，都属于自限性疾病。是因为病邪自己溜掉了，所以我们重获健康吗？当然不是，其实是我们身体的自愈力在发挥着作用。

自愈力是人生来便具有的力量，是修复身体、对抗疾病的关键。当我们的身上被划出了伤口，流血了，是自愈力让血液凝固、让伤口愈合。当病菌侵入身体造成疾病，是自愈力让我们不依靠药物而痊愈。同样也是自愈力在消除身体中衰亡的组织，让身体保持年轻和活力。要是用一个时髦的词形容自愈力，它就是我们每个人身体中的"正能量"。正能量可以战胜让我们生病的"负能量"，我们就可以健康。

在与疾病或者衰老的战斗中，自愈力并不是总能百战百胜。如果正不胜邪，还是需要借助一些医疗的手段来取得战斗胜利的。可是，随着医学的发展，人们越来越多地习惯依赖药物代替自愈力，这导致人体自身的自愈力越来越弱，逐渐无法捍卫我们的健康。我们的老祖宗很有智慧，很早便提出了"三分治，七分养"的中医治疗原则。"治"（外界手段）只是一小部分，再好的药物也会"是药三分毒"，起主要作用的还是"养"，也就是自愈力。

自愈力不是无根之木、无源之水。就像田里的麦苗，植株强壮、肥料充足、雨露滋润，就不容易遭受病虫害。身体也是一样，只有气血充沛的身体才能拥有良好的自愈力。气血是生命的根本，要依靠先天之精、后天水谷精微强壮根基，还要靠平时的运动保养促进气的运行。气血充足、畅通，人体才有资本。

前些年，有句口号叫"要想富，先修路"，对于健康也是如此。要想健康，就要先通经络。气血足了，但是不能输布到需要的地方，就像空守着一座矿山，开采了却运不出去，这也是白费。把精血养得足足的，而且气的运行畅通无阻，如同打仗时粮草无忧，自愈力才能发挥到最佳。

我觉得中医最大的优点，就是非常注重人体的自愈力。《黄帝内经》中提出，最好的医生是能"治未病"的医生。"未病"就是还没有生病，或者说是病症还没有表现出来。这个时候当然不能随随便便就吃药，而是应该调理身体，激活人体自愈力，将疾病消灭在萌芽当中。即使病症表现出来，也应该先调整身体状态，优先使用针灸、砭石、按摩等不良反应小的治疗方法，然后才考虑用药物治疗。即便吃了药物，也要注意休息，调整饮食，多饮水，少食肥甘厚腻和辛辣刺激的食物，而不是随心所欲、百无禁忌。掌握了这样的法则，才能达到"上工"的境界。

4. 在和疾病的斗争中提高自己

　　早在远古时代，我们的祖先和自然灾害、猛兽毒虫、疾病做斗争，在这个过程中，慢慢开始了医疗保健的活动。毫不夸张地说，人类的历史也是和疾病的斗争史，是医学的发展史。随着时代的进步，医疗手段、医疗水平在逐渐发展，人类战胜疾病的能力也在逐渐提高。

　　与医疗手段的进步相比，其实我认为中医先贤们对养生的重视才是和疾病斗争中最宝贵的感悟。

　　《黄帝内经·素问·四气调神大论》中说："是故圣人不治已病治未病，不治已乱治未乱，此之谓也。夫病已成而后药之，乱已成而后治之，譬犹渴而穿井，斗而铸锥，不亦晚乎。"而元代著名医家朱震亨对此又进行了解读，他在《格致余论》中说："与其求疗于有病之后，不若摄养于无疾毫先；盖疾成而后药者，徒劳而已。是故已病而术治，所以为医家之怯；未病而先治，所以明摄生之理。如是则恩：患而预防之者，何患之有哉？此圣人不治已病治未病之意也。"简单地归结为四个字，就是"未雨绸缪"。

我有一个病人，是一所学校的校长。她年轻的时候是个女强人，事事争先，什么工作都要求自己做得比别人好。她经常加班加点地工作，取得了令人赞叹的成绩。可是就在退休之前，却查出来患了癌症。在治疗的过程中，我发现她就像一张始终紧绷的弓，从来没有放松的时候。于是，我和她聊了聊，跟她说不能总是这样紧张地工作，要学会放松。汽车的发动机不能一直高速运行，否则就要爆缸，人体也是一样。认真勤勉是对的，可是也要学会休息和放松，"一张一弛"才是"文武之道"。

我又给她举了很多例子，告诉她我的病人中哪些因为注意调整而痊愈，哪些因为不注意养生而病上加病。经过深谈之后，她认识到了自己的盲点，意识到了过去习惯对健康的影响，于是调整了心态，现在康复得很好。

人吃五谷杂粮，没有不生病的。有的人很聪明，会总结教训，痛改前非；有的人很顽固，依然我行我素，往往越陷越深。医疗手段会越来越发达，但病是治不完的。我们战胜了天花、水痘、小儿麻痹症……还有艾滋病、癌症、三高在威胁着我们的健康。就像朱震亨说的那样，"盖疾成而后药者，徒劳而已"，有病了再治，就来不及了。

在和疾病的斗争中，我认为仅仅发现攻克疾病的方法是不够的，发现预防疾病的方法才是最重要的。希望我们每个人都学会未雨绸缪，自己可以做自己的"上工"吧。

5. 养生重在平时的按跷

中医有六大医术，分别是砭、针、灸、药、按跷和导引。其中"按跷"正是今天推拿按摩的前身。按跷出现得很早，在我国最早的医学典籍《黄帝内经》中，就有"其民食杂而不劳，故其病多痿厥寒热，其治宜导引按跷"的记载（出自《素问·异法方宜论》）。

时至今日，按跷（按摩）仍是中医治疗疾病、养生保健的首选方法之一。从按跷这两个字来看，按是"扌"旁，指的是以手为主的按摩方法；跷是"足"旁，指的是以脚为主的按摩方法。不需要工具，凭我们的手脚就可以进行，是不是非常方便？在我们的日常生活中，工作劳碌之余，选几个养生穴位，做几分钟的按摩，就可以让身体焕发生机。

人体具有保健作用的穴位很多。胸腹部上有膻中、中脘、神阙、关元……腰背部有肾俞、命门、八髎……四肢有内关、足三里、三阴交……可以视情况和需要来选择和组合。我比较常用的穴位是足底的涌泉。每天晚上睡觉前，用稍热的水泡泡脚，然后按一按涌泉，有助于入眠，一觉睡到天亮。

　　按摩涌泉的方法很灵活，可以自由发挥。比较常见的方法是将一只手的手指并拢，斜向搓擦对侧脚的脚心，搓上三五百下，脚心感到发热、微麻就可以了。如果觉得手上力道不够，可以将手握空拳，用拳心搓涌泉，这样做更省力一些。还可以将手心和脚心对搓。劳宫就在手心，这个穴位有安神和胃、通经祛湿的作用。或者同时按捏脚心和脚背，脚背上对应的位置有太冲，是养肝的穴位。

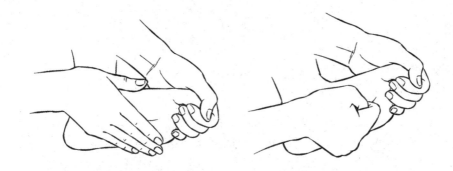

　　更省力的做法是用我们的脚底压在对侧小腿前侧、内侧，来回搓擦。小腿的前面有足阳明胃经，内侧有足太阴脾经、足厥阴肝经、足少阴肾经，这样按摩既强壮了"先天之本"，又补益了"后天之本"，可谓一举两得。

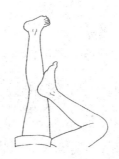

　　足部的穴位很多，而且还有大量反射区，所以经常做足部按摩对通经活络、促进气血运行、调理脏腑功能是非常有好处的。或许按一天两天没什么感觉，但如果经常进行按摩，聚沙成塔、积少成多，就会感到按摩的好处。养生不像打针吃药，有立竿见影的效果，临时抱佛脚是行不通的。只有坚持对健康的投资，每天投入一点儿，才能收到持久的回报。

6. 通过畅经络改善体质

有一句名言说："世界上没有完全相同的两片树叶。"同样，世界上也没有完全相同的两个人。虽然人与人千差万别，但从体质的角度，总能分出几个类别来。现在我们常用的体质分类是分为9种，即平和质、气虚质、阳虚质、阴虚质、痰湿质、湿热质、血瘀质、气郁质、特禀质。这些体质的人各自有什么特点呢？我简单介绍一下。

（1）平和质：这类体质的人阴阳平衡，气血调和，体形匀称、健壮，面色红润，精力充沛，平素患病较少，对自然环境和社会环境适应能力较强，是理想的体质。

（2）气虚质：这类体质的人元气不足，所以会有疲乏、气短、自汗等气虚表现。肌肉松软，说话语音低弱、气短懒言，舌淡红，舌边有齿痕。气虚质的人通常性格内向，对风邪、寒邪、暑邪、湿邪的抵抗力差，易患感冒、内脏下垂等病，病后康复也缓慢。

（3）阳虚质：这类体质的人阳气不足，平时有畏寒怕冷、手足不温等虚寒的表现。阳虚质的人性格多沉静、内向，易感风邪、寒邪、湿邪，易患痰饮、肿胀、泄泻等病。

（4）阴虚质：这类体质的人阴液亏少，所以平时手足心热、鼻微干、大便干燥。阴虚质的人体形常偏瘦，急躁、外向、好动，耐寒不耐热，易患虚劳、失精、不寐等病。

（5）痰湿质：这类体质的人形体肥胖、腹部肥满，这是因为体内痰湿凝聚。痰湿重的人常表现为面部皮肤油脂较多，多汗且黏，胸闷，痰多，喜食肥甘甜黏，舌苔腻。痰湿质的人性格偏温和、稳重，多善于忍耐，所以会给人"老好人"的印象。这类人易患糖尿病、脑卒中、胸痹等病。

（6）湿热质：这类体质的人湿热内蕴，表现为面垢油光、口苦口干、大便黏滞不畅或燥结、小便短黄、舌苔黄腻等湿热征。他们的形体中等或偏瘦，男性易阴囊潮湿，女性易带下增多。这类人容易心烦气躁，对湿热气候较难适应，易患疮疖、黄疸、热淋等病。

（7）血瘀质：这类体质的人肤色晦黯、容易出现瘀斑、舌质紫黯或有瘀点，是血行不畅的血瘀表现。血瘀质的人易烦、健忘，易患症瘕及痛证、血证等证。

（8）气郁质：这类体质的人通常神情抑郁、烦闷不乐、情感脆弱，性格内向不稳定、敏感多虑，这是因为体内气机郁滞。气郁质的人对精神刺激反应强烈，易患脏躁、梅核气、百合病及郁证等病证。

（9）特禀质：这类体质的人属先天失常，以生理缺陷、过敏反应等为主要特征。

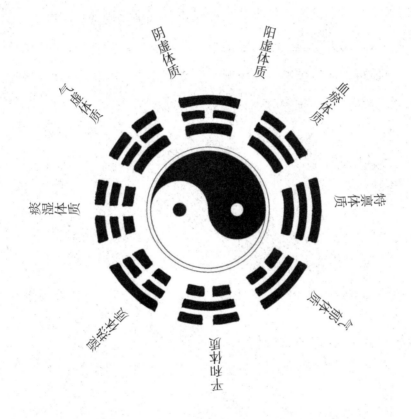

不难看出，这9种体质当中，大部分体质都与阴阳失衡、气血不调有关。阴阳失衡则阳虚、阴虚，气不足则气虚，气不行则气郁、血瘀、痰湿。所以，体质养生的根本，还是调整身体的阴阳、气血。

很多慢性病是和体质有关系的。比如有的人肥胖、大腹便便，可是饭量可能并不比瘦的人大，这就是体内痰湿在作怪，是不运化的湿气积蓄在身体里，并非吃得多。痰湿不除，暂时减掉的体重也会反弹回来。

　　人的体质不是一成不变的，互相可以转化。我们当然都希望自己维持在平和质的状态，可是如果此时正是气虚、阳虚、痰湿……怎么办呢？最好的办法莫过于通经活络、调理气血。让气在经络中顺畅运行，让血可以濡养脏腑，让痰湿可以顺利排出，身体自然就回到健康的状态了。

第三章

学手法：老祖宗传下来的绝学

1. 按摩：手到病自除的中医绝学

前面我介绍了身体经络、穴位、反射区的作用，那么，怎么才能刺激到这些身体上的"健康特区"，让它们为健康服务呢？方法很多，比如按摩、针灸、拔罐、刮痧等都可以。下面我先介绍一下按摩。

按摩是最古老的中医手法，在两千多年前的秦代便有了关于按摩的记载，《史记》中就有先秦名医扁鹊用按摩疗法治疗虢太子尸厥症的记载。《黄帝内经》的《素问》《灵枢》中，也都有关于按摩的记载，比如在《黄帝内经·素问·血气形志篇》中写道："形数惊恐，经络不通，病生于不仁，治之以按摩、醪酒。"大概的意思就是说人体经络不通、生病了，要用按摩等方法来治疗。

按摩不仅可以治疗疾病，也可以用于保健。你看每天晨练的老同志，经常会用手敲敲这儿、拍拍那儿，这就是按摩的一种形式。按摩并不是中医师、按摩师们的专利，普通人也可以用，而且效果很好。

别看专业按摩师按摩的时候好像有"十八般武艺"，要用按法、捏法、摩法，甚至扳法、抖法，其实按摩的方法也可以非常简单。

有一次我去济宁参加活动，活动后工作人员问我累不累。我说："不累，别看我已经八十多岁了，可是我仍然坚持出诊，还要四处讲学，要忙的事情很多，但我每天精力很充沛，因为我经常用自创的指针法为自己按摩。"我这个指针法不仅能缓解疲劳，长期坚持还能预防大脑衰老和脑卒中。

这个"指针法"怎么做呢？非常简单，就是用手指按压、按摩头后部的3个穴位。是不是每个人都可以做到？别看手法简单，但是效果可以和在医院做针灸媲美。具体做法是：

第一步，坐在椅子上，将背部靠在椅背上，头微微后仰，双眼微闭，消除杂念，双手向后，抱住后脑。

第二步，双手拇指按压天柱穴3分钟，至微微发热。天柱穴在后头骨正下方凹陷处。在我们的颈部有一块凸起的肌肉（斜方肌），在这块肌肉外侧凹陷的地方，后发际正中左右旁开各1寸，就能找到这个穴位。按摩天柱穴可以预防神经类疾病，还能缓解肩膀肌肉僵硬、酸痛。

第三步，双手拇指按压风池穴3分钟，至微微发热。风池穴在枕骨下方，颈部上方连接处。将两手的拇指分别放在后发际边缘的两侧，然后将手轻轻向上推动，当手指被枕骨下方自然堵住推不上去了，这个凹陷处就是风池穴。按摩风池穴可以预防脑卒中引发的口眼㖞斜。

第四步，双手拇指按压翳风穴3分钟，至微微发热。翳风穴在耳垂后的凹陷处。按摩翳风穴可以预防脑卒中、精神病、高血压。

第五步，天柱、风池、翳风穴，依次按压这3个穴位，一共1分钟。

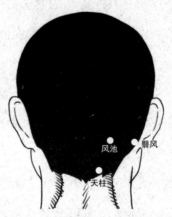

每天只要按压10分钟，就能起到预防脑卒中的作用，而且按摩时不要求穴位精准，按压穴位周围同样有效。我在活动现场把这个方法教给围观的人，他们都反映"一伸手就能够到""不用讲究什么手法，特别简单"。这么简单的方法，是不是每一位中老年朋友都能学会？按摩就是这样"亲民"的方法，来自民间，又为民间所用。只要用心做、坚持做，也许你也可以和我一样总结出让自己更健康的养生按摩方法。

2. 艾灸：做饭岂能无柴，保健岂能无艾

　　虽然我们常说"针灸"，但其实"针"和"灸"是两种不同的中医方法。"针"是指针法，也称刺法，是用金属制成的针具对穴位进行叩击、放血来治疗疾病的方法。"灸"是指灸法，最常用的是艾灸，是用艾绒制成艾炷、艾条来熏灼皮肤的一定部位，通过温热刺激达到治病、保健作用的方法。针和灸常常并称，是因为两者都属于中医外治法，都是通过穴位作用于经络和脏腑来达到扶正祛邪、治病强身的目的。不过，从家庭保健的角度来讲，灸法显然更简单，更适合普通人使用。灸法最常用的材料是艾绒，所以我主要介绍一下艾灸的方法，学会了艾灸，其他材料的灸法就可以举一反三了。

　　艾灸使用的材料是陈年艾叶制成的艾绒。为什么用艾叶呢？因为艾叶性温，有纯阳之性，而且气味芳香、易燃烧，具有温通经络、祛寒逐湿、回阳救逆的作用。《本草纲目》中记载，艾叶可以"灸百病"，可见艾灸的应用范围之广。不过在取材上要注意一个问题，就

是要用陈年艾叶。《孟子》说："七年之病，求三年之艾。"《本草纲目》中也讲艾草要"三月三日，五月五日，采叶曝干。陈久方可用。"新鲜艾叶（生艾）中含有较多的挥发油，燃烧后不易熄灭，而且火力猛，用之艾灸易伤人肌脉。而经过加工的艾叶称为"熟艾"，制成艾绒后色白、柔软如棉，火力温和易控制，就没有这样的问题。

艾灸怎么做呢？主要有3种方法，第一种是把艾绒捏成艾炷的艾炷灸，第二种是把艾绒制成艾条的艾条灸，第三种是针法和灸法结合的温针法。由于第三种方法对手法要求较高，家庭使用不便，因此只介绍前2种艾灸的操作方法。

◎艾炷灸

艾炷灸在具体操作上可以分为直接灸和隔物灸。

直接灸是把艾炷直接放在皮肤上，每燃烧一枚称为一壮。每燃尽一壮艾炷，就抚去艾灰，换一壮艾炷继续艾灸，直至灸完需要的壮数。这种灸法会在局部产生疼痛，艾灸时可以用手拍打施灸部位周围的皮肤，以缓解烧灼时的疼痛。如果感觉不能忍受，可以不待艾炷燃尽就立即更换新的艾炷。

隔物灸，顾名思义，是在艾炷和皮肤之间放置生姜、蒜片、盐等物，根据放的物品不同，又分隔姜灸、隔蒜灸、隔盐灸等。操作的方法和直接灸类似，只是需在姜片、蒜片等物上事先扎孔，以利于艾炷的热力下达肌肤，灸到皮肤潮红灼热就可以了。使用间隔物不同，隔物灸的作用也不同，可以说是间隔物和艾炷协同发挥了治疗作用。

艾炷灸的效力较强，根据烧灼程度，可以分为瘢痕灸和无瘢痕灸。如果灸后局部起泡，水泡结痂，留下瘢痕，就是瘢痕灸。现在人们对形象比较注重，所以瘢痕灸用得少了，主要是使用无瘢痕灸。不过瘢痕灸的疗效优势相当明显，所以在一些情况下还是要用的。

◎艾条灸

用白棉纸裹住艾绒，制成长条状，就做成了艾条。将艾条点燃，用燃烧的一段熏灼皮肤，就是艾条灸。艾条灸的手法有3种：温和灸、回旋灸和雀啄灸。温和灸是将艾条燃着的一端与皮肤保持2~3厘米的距离，感到温热不灼痛即可。回旋灸是将艾条燃着段在皮肤上画圈移动，作用面积较大。雀啄灸则是像麻雀啄米一样忽近忽远地移动，这种手法的热感比较强。无论是哪种手法，灸至皮肤微微发红就可以了，容易操作，也容易坚持。

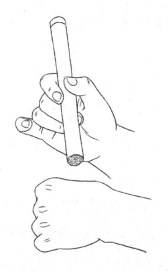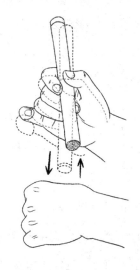

图8 艾条温和灸示意图　　　　　图9 艾条雀啄灸示意图

现在还有很多艾灸盒、艾灸罐一类的灸疗器具，可以配合艾条灸使用，能够解放双手去做更多的事情，非常适合家庭使用。

有人把灸法称为"火的疗法"。确实，无论是纯阳的艾叶，还是温煦的灸火，都具有阳性的能量，所以艾灸特别适用于形寒肢冷、腹痛便溏、湿寒痹着等偏于湿寒的病证，或者少气懒言、唇爪无华等气血虚弱的病证。《黄帝内经·灵枢·经脉》中说："盛则泻之，虚则补之……陷下则灸之，不盛不虚以经取之。"其中"陷下则灸之"是说"陷下"（气虚下陷）的治疗主要以灸法为主，在临床中遇到的情况也是如此。

我碰到过一位脱肛的男病人，六十多岁。他说自己有脱肛的毛病，刚开始只是解大便的时候有直肠下端脱出，排便之后能回去，后来越来越严重，大便之后要用手指头推回去才行，非常痛苦。他一边说，我一边观察他，发现他身体比较虚弱，病恹恹的，一副气虚的样子。一看舌苔，果然比较白，脉象也很虚细，看来这气虚不是一天两天了。

脱肛这个病是气虚下陷、升举固摄无力及络脉损伤、肛门约束受损导致的，正适合用艾灸治疗。我就用艾条灸他的长强、大肠俞、承山这3个穴位（长强行气活血、化瘀除滞，大肠俞理气降逆，承山益气提肛）作为主穴，再配上百会、气海（这2个穴位益气升阳、提肛举陷），每个穴位坚持灸15分钟以上。这样过了一段时间，这位病人的脱肛慢慢回缩，整个人的气色也好了很多，不再是病恹恹的样子了。

不过，过了一段时间，没想到这位病人又来找我，这次不是因为脱肛，而是因为最近常常觉得口渴、烦热。我给他检查了一下，没发现什么问题，就问他最近生活上有没有什么变化。他想了想说，没什么变化，就是最近艾灸之后，口渴、烦热就会比较明显。我一听就明白了，他这是灸得过头了。我告诉他，他没什么大问题，只要减少艾灸的时间和频率，每次艾灸之后多喝些温水就好了。他听了非常奇怪，说艾灸不是好东西吗，怎么还会灸过头了呢？

我解释道，再好的方法也要用法得当才行。之前你的身体比较虚，为了治疗脱肛，可以灸得久一些、频繁一些；但是身体不虚了，还按照治病的方法灸，就像是给做饭的锅又添了一把柴火，这饭可就要糊了。从现在开始，你把每天艾灸改为隔天或者隔两天一次，每次灸不要超过15分钟，再把穴位换成保健常用的足三里、中脘、气海等穴位就可以了。灸完看看自己的感觉，"感到舒服"是艾灸最好的标准。

他回去按照我说的做了，果然口渴、烦热的问题很快就消失了。

艾灸是老祖宗留下来的好东西，但终归是一种中医的方法，也有适应证和禁忌证。我把这些需要注意的问题简单归纳了一下，自己在家艾灸之前不妨先看一下。

身体发热、脉搏快的时候，不宜艾灸。

颜面、头部等裸露在外的部位不宜直接灸（瘢痕灸），否则影响美观。

黏膜部位的穴位、下面有大血管走行的穴位或部位不宜艾灸。

皮肤感觉迟钝者，如糖尿病患者，应该注意艾灸。可以将手指放在施灸部位旁，作为热感依据。

施灸的时候注意衣物安全，以免烧坏衣物，甚至引起火灾。因此，灸后要将艾条彻底熄灭。

3.拔罐：温经通络、祛寒除湿的行家里手

2016年的里约奥运会上，世界游泳名将"飞鱼"菲尔普斯身上的一个个大圆印吸引了世界媒体的目光。我的学生用手机给我看菲尔普斯的照片，我一看就乐了，这些大圆印不就是拔罐留下的罐印嘛！学生告诉我，不只是"飞鱼"，很多外国运动员都是拔罐疗法的爱好者，说明中医不仅走向了世界，甚至走进了奥运运动员的训练场。看到中医疗法可以在国际上发扬光大，我顿时备感欣慰。

中国的老百姓对拔罐都不陌生，有时候在澡堂洗个澡，就要顺便拔个罐子。如果受了风、着了凉，更要拔一拔。拔罐这种中医方法已经有两千多年的历史，不仅能治疗，而且能保健，作用很广泛。古代将罐疗称为"角法"，因为那时多使用牛角、羊角作为器具。关于角法，现存最早的文字记录出自帛书《五十二病方》，其中记载了用类似拔火罐的方法治疗牡痔。晋代葛洪的《肘后备急方》中，有用制成罐状的兽角拔脓血治疗疮疡的记载。到了唐代，有用竹罐治疗疾病的

记载，而清代的《医宗金鉴·外科心法要诀》出现了先针刺，后用羌活、白芷、蕲艾等煮罐治疗痈疽阴证的方法。各种史料都证明了拔罐（罐疗）在我国有悠久的历史。

经过历史的演变，我们的祖先使用的兽角已经被竹罐、陶罐、玻璃罐、抽气罐等取代，拔罐也发展成为利用煮水、燃火、抽气等方法产生负压，使罐吸附在身体表面，造成局部瘀血的中医疗法，具有通经活络、行气活血、消肿止痛、祛风散寒等功效。

为什么拔罐会在身上留下罐印呢？为什么把罐子吸附在身体上就能产生治病、保健的作用呢？这就要讲一讲拔罐是怎么对人体产生作用的。

以最常见的火罐为例，主要是利用温热、负压对人体产生调节的作用。温热刺激可以扩张局部血管，促进局部血液循环，加速新陈代谢，达到温经散寒、清热解毒的作用；还可以通过皮肤和血管的感受器（类似电视的信号接收装置）将刺激传递到神经中枢，调节大脑状态，使之趋于平衡。负压则可以使局部组织充血、水肿，使局部毛细血管（管壁最薄、直径最小的血管，只能让一个红细胞通过）破裂，出现瘀血和溶血现象。知道拔罐的印子怎么来的了吧？就是负压形成的。温热和负压共同对神经系统、微循环发挥调节作用，使拔罐具有了平衡机体功能的作用。在这个基础上，加上走罐、药罐、放血、针灸等方法，拔罐的功效就更加丰富了。

罐印不仅是拔罐留下的痕迹，罐印的颜色、深浅、形态、时间也是身体状况的信号，所以我常把罐印叫作身体上的"健康信号灯"。一般来说，颜色越深，说明身体受寒、血瘀的情况越严重；罐印中有水泡，说明湿气重；没有罐印或不明显，说明身体是健康的。

不同罐印的意义

（1）罐印紫黑而黯：一般表示体有血瘀，如行经不畅、痛经或心脏供血不足等。当然，如患处受寒较重，也会出现紫黑而黯的印迹。如印迹数日不退，则常表示病程已久，需要多治疗一段时间。如走罐出现大面积黑紫印迹时，则提示风寒所犯面积甚大，应对症处理以驱寒除邪。

（2）罐印发紫伴有斑块，一般可表示有寒凝血瘀之证。

（3）罐印呈散紫点，深浅不一，一般提示为气滞血瘀之证。

（4）淡紫发青伴有斑块，一般以虚证为主，兼有血瘀。如在肾俞穴处呈现，则提示肾虚；如在脾俞部位则系气虚血瘀。此点常伴有压痛。

（5）罐印鲜红而艳，一般提示阴虚、气阴两虚。阴虚火旺也可出现此印迹。

（6）罐印呈鲜红散点，通常在大面积走罐后出现，并不高出皮肤。如在某穴及其附近集中，则预示该穴所在脏腑存在病邪。（临床中有以走罐寻找此类红点，用针刺以治疗疾患的。）

（7）吸拔后没有罐迹或虽有但起罐后立即消失，恢复常色者，则多提示病邪尚轻。当然，如取穴不准时也会拔无罐迹。也不能以一次为准，应该多拔几次确认是否有病证。

（8）罐印灰白，触之不温：多为虚寒和湿邪。

（9）罐印表面有纹络且微痒：表示风邪和湿证。

（10）罐体内有水气：表示该部位有湿气。

（11）罐印出现水泡：说明体内湿气重,如果水泡内有血水，是热湿毒的反映。

（12）拔罐区出现水泡，水肿水气过多者，揭示患气证。

（13）出现深红、紫黑或丹痧，或触之微痛兼见身体发热者，提示患热毒证；身体不发热者，提示患瘀证。

（14）皮色不变，触之不温者，提示患虚证。

拔罐的手法很多，常用的主要是留罐法、走罐法、闪罐法、刺血拔罐法、留针拔罐法等。根据吸拔方法的不同，又可以分为火罐法、水罐法、抽气法。为了方便大家了解和比较，我把各种方法总结成2个表格列在下面（见表1、表2）。需要注意的是，拔罐毕竟是一种比较专业的中医手法，如果操作不当，容易出现意外（最常见的如烫伤），所以我建议大家在家拔罐的时候最好使用抽气式拔罐器，虽然少了火罐的温热刺激，但更安全一些，而且效果也不差。

表1 拔罐手法介绍

吸拔方法		介 绍
火罐法	投火法	小纸片点燃后投入罐内，待火旺而纸片尚未烧尽时，迅速将罐口罩在需拔罐的穴位或皮肤上，待罐吸紧后再松手
	闪火法	用镊子夹住蘸有95%的酒精的棉球，点燃后伸入罐内一转，随即退出，迅速将罐口罩在需拔罐的部位上
	贴棉法	将大小适宜的酒精棉贴在罐内壁的下1/3处，酒精棉点燃后，迅速将罐口罩在需拔罐的部位上
	滴酒法	用95%的酒精滴入罐内1~3滴，沿罐内壁摇匀，点燃后迅速将罐口罩在需拔罐的部位上
水罐法		将火罐放入清水或药液中煮沸3~5分钟，然后用镊子挟出，倒出水液，迅速用毛巾擦去罐口沸水，趁热吸附在需拔罐的部位上
抽气法		以抽气罐的罐口贴附在需拔罐的部位上，用抽气筒将罐内抽成负压，使罐吸着于皮肤上

表 2　拔罐吸拔方法介绍

拔罐手法	介　绍
闪罐法	将罐吸附在需拔罐的部位后，一手压住皮肤，另一手握住罐体快速拔下，反复多次，至皮肤潮红、充血或瘀血为度
留罐法	把罐吸附在需拔罐的部位后，滞留一定时间
走罐法	拔罐前，在需拔罐的部位皮肤上涂一层润滑剂，拔罐后用手握住罐身，在涂有润滑剂的部位上下或左右往返推动
针罐法	针刺留针后，将罐拔在以针为中心的部位上，留置 5 ~ 10 分钟，待皮肤红润、充血或瘀血时起罐，然后出针
药罐法	将中药用纱布包好，放入锅中，加入适量的水煎煮至适当浓度后，将竹罐浸入药液中，煮 15 分钟左右。使用时，按照水罐法吸附在需拔罐的部位上
贮药罐法	在抽气罐中贮存适量药液，然后按照抽气法吸附在需拔罐的部位上
刺血（刺络）拔罐法	需拔罐的部位消毒后，用三棱针点刺出血，或用皮肤针叩打，再拔罐
起罐法	一手拿住罐身，另一手将罐口边缘的皮肤轻轻按下。如果是抽气罐，则将进气阀拉起，待空气缓缓进入罐内后，罐即落下

拔罐和其他中医方法一样，也有注意事项和禁忌证。对于在家使用的人而言，有几点事项需要了解，否则"治病"变"致病"，就得不偿失了。

第一，由于拔罐需要暴露皮肤，一般周围的温度保持在20℃以上，而且需要在避风的向阳处。

第二，注意取罐的手法，不能使劲硬拔，而是应该按压一侧罐口边缘的皮肤，稍微放进去一些空气到罐里，负压消失了，罐自然就取下来了。

第三，注意拔罐之后不要洗澡。很多中老年朋友有在澡堂拔罐的习惯，拔罐和洗澡的顺序要搞清，要先洗澡、后拔罐，不能先拔罐、后洗澡。拔罐之后，毛孔打开，皮肤处于比较脆弱的状态，拔完罐马上洗澡容易导致皮肤破损、发炎，冷水澡就更不能洗了。

第四，拔罐的时间不是越长越好。有的人比较能"吃疼"，觉得拔罐时间短了不过瘾，或者认为拔罐出了水泡才有效果，这是不对的。一般来说，拔罐时间不宜超过10分钟。大罐吸力强，一次拔5~10分钟；小罐吸力弱，时间可以适当延长，一次拔10~15分钟。具体时间，还需要根据自己的情况灵活调整。一般病情轻，或者有感觉障碍的人（如下肢麻木）的人，拔罐的时间就要短；病情比较重、患病时间比较长、病灶比较深和疼痛比较剧烈的人，拔罐时间就要长一些了。

第五，有几种情况不宜拔罐，如饭前饭后、过度劳累、女性经期和孕期、凝血机制障碍（如白血病、血友病、紫癜等）、皮肤过敏或有皮肤病、有溃疡或外伤等。

古代的罐疗方法主要是凭经验，缺少标准，而现在中医已经走向国际，很多像菲尔普斯这样的外国人都被拔罐的独特魅力深深吸引。希望拔罐和其他中医疗法可以在我们这一代和我们的后代手中发扬光大，让中医真正地走向世界！

4. 刮痧：古老而有效的治病方法

　　和西医相比，中医有多种多样的治疗方法，除了针灸、按摩、拔罐，相信大家对刮痧也不陌生。刮痧是运用一定工具（一般是刮痧板）刮磨皮肤，作用于某些腧穴上，产生一定的刺激作用，以达到疏通经络、通调营卫、和谐脏腑目的的方法。很多浴池、健康馆、美容院都有刮痧的服务，宣传刮痧可以减肥、美容、塑形……确实，刮痧是一种很容易操作的保健手法，只要一块小小的刮痧板就可以操作，但更重要的，刮痧还是重要的中医外治法之一，对痧证、内科常见病和疑难病、外科病、妇科病、儿科病、五官科病都有显著的治疗作用。

　　说到"刮痧"，首先要了解什么是"痧"。"痧"有两方面的含义，一是"痧证"，二是"痧相"。痧证是一种类似外邪感染人体而导致的疾病，也叫作"痧气""痧胀""青筋"，一般来势凶猛、变化快、有传染性，是临床的急危重症。痧相大家应该比较熟悉，就是刮痧之后刮拭部位出现的斑点、斑块，通常是红色、紫红色、黯青色、青黑色。这些痧是病变部位的部分毛细血管在刮痧刺激下破裂、血管内的瘀血和毒素从血管中排出形成的。出痧的部位、颜色、形态通常与经脉的循行分布及脏腑经络的病理状态有关系。

我遇到过一位姓冯的女士，她进到我的诊室时，我发现她穿得很多，但还是很冷的样子。我问她："你冷吗？"她说："是啊，石大夫，我觉得特别冷，而且穿多少衣服都暖和不起来。"我看了看她的额头，虽然穿了不少，但是没有汗。她这种情况就是中医讲的"恶寒少汗"，是外感病的主要表现。她继续说道："我最近几周一直咳嗽，吃过一些中成药，但是不见好。这两天咳嗽得更厉害了，一咳胸口都跟着疼。"我问她："有痰吗？"她说："有，白色的，还很黏。"我看了她的舌苔、号了脉，心里就有数了，她这是外感咳嗽无疑。

治疗外感咳嗽，应当疏风解表、宣肺止咳。我说："我有个不吃药的法子，你要不要试试？"冯女士说："可以不吃药？那太好了！不瞒您说，我最讨厌吃药了。您快告诉我吧！"我就把一个刮痧治疗咳嗽的办法教给她：在背部督脉、足太阳膀胱经第1侧线（从大杼到肾俞）、肺俞、前臂手太阴肺经循行线（从尺泽到太渊）、列缺、合谷这几处刮痧，痰多再加丰隆、太白。

冯女士在我这里仅仅治疗了四次，前后一周多的时间，困扰她近一个月的咳嗽就痊愈了。第一次治疗后，她开始出汗，咳嗽次数略有减少；第二次治疗后，出汗量明显增多，咳嗽频率明显减低，但黏痰增多了；第三次治疗后，她的咳嗽明显减少，咽痒和口干的症状明显好转；第四次治疗后，基本就痊愈了。

　　冯女士痊愈后对我说："石大夫，您真神了！真像您说的，没吃药就把病治好了。刮痧太好用了，能在家做刮痧吗？"我说："当然可以啊，很多人都自己给自己刮痧，这也是很好的保健方法。"她说自己从来没刮过痧，不知道应该怎么做。我说："不要紧，你只要记住'握板稳、定位准、顺走行、长五寸'这十二个字，就能学会刮痧了。背部的刮痧自己不好操作，可以让你爱人帮你刮。"

　　刮痧的操作其实不难，记住要领，每个人都可以自己给自己刮痧。我给大家解释一下这十二字刮痧要领，只要留心，方法得当，就能自己在家做了。

◎握板稳

　　握刮痧板时，要稳、要牢。怎么握板好呢？要让刮痧板的底边横靠在掌心，拇指及其余四指呈弯曲状，分别放在刮痧板两侧。刮痧板的1/3边缘接触皮肤，向刮拭方向倾斜45°，然后用腕力向同一方向多次刮拭，这就是最常用的面刮法，适合用在身体比较平坦的部位。如果把刮痧板的横面换成角部，就是角刮法。如果用刮痧板角部直接垂直按压在穴位上，就是点按法。其他刮痧的手法还有不少，大家可以看下面的表格。（见表3。）

表3　刮痧手法

刮痧手法	介　绍
面刮法	以板的1/2长边或整个长边接触皮肤，向刮拭方向倾斜30°～60°（45°最为常用），均匀地向同一方向刮拭。适用于躯干、四肢、头部等处的平坦部位
角刮法	板身倾斜45°，以板的角部朝刮拭方向在穴位处自上而下刮拭

刮痧手法		介　绍
点按法		刮痧板角部与刮拭部位呈90°，力度由轻到重地向下按压，逐渐加力，片刻后迅速抬起
拍打法		将刮痧板平放，以板身进行拍打，仅用于肘窝和膝窝
厉刮法		刮痧板角部与刮拭部位呈90°，板始终不离皮肤，并施以一定的压力进行短距离（2~3厘米）前后或左右摩擦刮拭
按揉法	平面按揉法	将刮痧板的角部以小于20°的角度按压在刮拭部位上，然后做轻柔、缓慢、柔和的旋转运动
	垂直按揉法	将刮痧板的边缘以90°按压在刮拭部位上，做柔和、缓慢的按揉

刮痧时，除了向刮拭方向用力之外，更重要的是要有对肌肤向下按的压力，这样才能使作用力传导到皮肤组织之下的经穴，才能发挥治疗的作用。如果仅在皮肤表面摩擦，不但不能治病，还会损伤皮肤。用多大力呢？要根据自己的承受能力，而且力度要平稳，不要忽轻忽重。

◎定位准

刮痧是通过经穴发挥治疗、保健作用的，所以要记住经络和穴位的位置，而且要点、面、线结合。点是穴位，面是刮痧板接触的皮肤部分，线就是经络。点、线、面结合就是在疏通经脉的同时，加强重点穴位的刮拭，并掌握一定的宽度。疏通经络是主，加强穴位是辅。为什么刮痧可以自己在家操作？是因为经络和穴位相比，刮痧的重点是找准经络，中医治疗讲究"宁失其穴，不失其经"，只要经络的位置对了，穴位就在其中了，所以找不准穴位的中老年人也能够掌握。

◎顺走行

顺走行是指顺经络和解剖结构的走行。刮痧的整体顺序一般是自上而下、自后向前、自中心向四肢。每个部位一般先刮阳经后刮阴经，先刮左侧后刮右侧。要顺着肌肉、骨骼的方向刮拭，否则刮拭部位不平坦，容易导致用力深浅不一、力量不均，不仅会降低疗效，严重时甚至会损伤身体。

◎长五寸

每下刮痧的长度太长、太短都不好，一般刮5寸（市寸）比较合适，如果刮拭背部、四肢这些比较长的部位，可以分段刮拭。重点穴位的刮拭也应该有一定长度，一般以穴位为中心，前后总长度4~5寸，并在穴位处用力。

除了以上介绍的四个要点之外，刮痧的手法还有补和泻的区分。大家看看下面的表格，简单了解即可。（见表4。）

表4　刮痧的补法和泻法

补泻法	力量	速度（频率）
补	小（轻）	慢
泻	大（重）	快
平补平泻	适中	适中
	小（轻）	快
	大（重）	慢

第四章

常见病：从头到脚，养治结合

1. 巧治头晕目眩

有个穴位能够降浊祛湿、醒目开窍，能够很好地缓解头晕目眩的症状，我经常向到我这里就诊的患者推荐，它有个奇特的名字——瞳子髎。

我上学的时候，看过一本研究穴位的书籍，里面对瞳子髎进行了很深刻的讲解。所谓的"瞳子"就是指眼珠中的黑色部分，为肾水所主之处，此指穴内物质为肾水特征的寒湿水气。而"髎"就是孔隙的意思，指天部的寒湿水气在此汇集后冷降归地。

瞳子髎又位于足少阳胆经上，是足少阳胆经在头面的第一穴，胆经在中医里属于半表半里，相当于儒教中所说的中庸之道，既能将上焦的气血精微下降，又能将下焦的气血精微上升。人体内浊气上扰清窍，头部清窍被浊气蒙蔽，就会出现头晕眼花的症状，而按摩瞳子髎则能起到降浊祛湿、醒目开窍的作用。

　　瞳子髎这个穴位也是我经常自己按摩保健的要穴之一，现在就和大家讲一讲我的亲身经历吧。我已经步入老年，再加上平时工作强度比较大，所以也和广大老年人一样，有一些慢性疾病，例如高血压。我平时血压一直控制得不是很好，都比较高，在150/100毫米汞柱左右。

　　我早上上班到单位第一件事情就是先去洗手间蹲坑，因为养成良好的排便习惯是预防便秘的最好方法。在医院里，大家都知道，基本上都是蹲坑，不像家里面有抽水马桶。

　　有一次早上，我和平常一样去上厕所，可能昨晚吃了辛辣的食物，所以出现了排便困难的症状，在厕所里蹲的时间就久了一点。上完厕所后，由于快到交班的时间，大家都在办公室等着我，我为了加快速度，尽快赶到办公室，就猛地一下站起来。

　　这下坏了，由于平时有高血压，再加上突然的体位变化，我当时就感觉头晕目眩，眼前一片黑，有许多的小金星（其实是眼内毛细血管破裂，红细胞悬浮在眼睛表面）在眼前打转。我当时站都站不稳，走在楼道里扶着墙壁，护士站的护士看见我这状态，赶忙过来扶我去了休息室。

　　我平躺在床上，赶忙用自己双手拇指按摩两侧的瞳子髎来缓解症状。瞳子髎位于双侧目外眦外侧0.5寸凹陷中。按摩的时候可以按压在眼眶的外侧骨头上，然后闭上双眼，这样才有着力点，不然就成按摩眼球了。

　　按摩时力度不用太大，顺时针和逆时针旋转按摩交替使用，每5

分钟1次，每隔1个小时可以做1次。按摩完毕，睁开双眼请勿立即看电脑、手机等电子屏幕，可以望向远方或看一会儿绿色的植物缓解下眼部疲劳。

经过这次眩晕后，除了控制自己的高血压之外，我就开始每天给自己做按摩瞳子髎的养生保健了，目前效果还不错，很少再出现头晕目眩的症状了。

2. 面瘫"其治宜微针"

北方六月份的气候开始转暖，但后半夜还是挺凉的，要是晚上睡觉贪凉不关窗户，就容易受风而出现面瘫。中医将面瘫又称为"吊线风"，是主要表现为面部表情肌群运动功能障碍、口眼向一侧㖞斜的病证，就像有人用一根线拽着病人的嘴角，很影响病人的形象。这个病一般发病比较急，而且任何季节都可能出现，任何人都可能得。

记得一年六月的早上，我出门正要去医院出诊，正好跟同楼的一个小伙子打了个照面。我一看，呦，这个小伙子左边脸歪了。我就问他："小李，你晚上开窗睡觉啦？"他回答道："可不是嘛，石老！我最近工作特别忙，晚上总要干到后半夜。这不，昨天晚上实在太累，就趴在桌子上睡着了。没想到早上起来上厕所，一照镜子发现脸歪了。您说这可咋整，去公司他们不得笑话我啊？"

我笑了，说："都面瘫了，还想去单位啊！你赶紧跟我去医院吧，我给你治一治。现在好治，因为风邪客络，病邪还在浅表，要是拖几天，络脉失养，筋肉挛缩，就不好治啦。你总不想脸歪一辈子吧？"小李一听，忙道："石老，您可别吓唬我。我跟您去医院，您快给我治治吧！"

到了医院，我仔细检查了一下他的脸，发现左侧的面部肌肉弛缓无力，嘴角下垂，流口水；左侧的眼睛比较大，不能完全闭合，而且流眼泪；左半边的额头皱纹和鼻唇沟变浅了，不能做皱眉、露齿的动作。我又看了看他的舌头，舌体色淡，舌苔薄白，应该是受了风寒。于是，我判断他的面瘫是因为过度疲劳导致身体正气不足，加上晚上受了风寒，邪毒上犯头面，最后使得经络阻痹、气血瘀滞，故而发病。

知道了病的来由，就可以对症施治了。我提出要给小李针刺，没想到他说自己最怕扎针、吃药，不配合。我问他："你怕不怕热？"他说："不怕。"我就说："《黄帝内经》上有'药之不及,针之不到，必须灸之'的说法，既然你不能接受扎针、吃药，那就试试艾灸吧。"

于是我教小李用温和灸的方法灸左侧的翳风穴，每天2次，每次30分钟。翳风穴的位置很好找，就在耳垂后面的凹陷处，一摸就能摸到。翳风穴属于手少阳三焦经，有祛风散寒的作用，能够疏通瘀滞的经脉，把歪了的口眼拉回来。小李的面瘫发病急、病程短、病情轻，取这一个穴位就可以了。如果是病证比较重的人，还可以配合谷穴，因为中医上讲"面口合谷收"，面部的疾病都可以用合谷穴来治疗；眼睛不能完全闭上的人，可以加下关穴和颊车穴，这两个穴位是足阳明胃经的穴位，胃经在眼周经过，所以主治眼睑不能闭合。

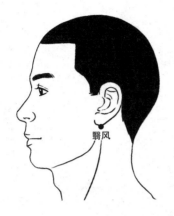

翳风

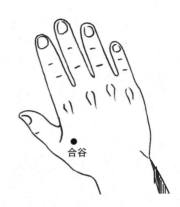

合谷

　　小李回家按照我教的方法治疗，3天后，口眼㖞斜的情况改善了，左边嘴角不流口水了，看起来也不明显了；7天后，眼睛能闭上了，只有笑的时候能看出来一点口眼㖞斜；又继续灸了1周之后，面瘫就全好了。

　　小李非常高兴，特意来我家拜访，感谢我不扎针、不吃药就治好了他的面瘫。我对他说："你们年轻人不要以为自己年轻就挥霍健康，现在不知道保养，等老了生病的时候，后悔就来不及了。你这次生病，主要还是因为劳作过度，机体正气不足，所以风寒才会乘虚而入，致使面部经络气血痹阻、经筋功能失调。要是身体健康、正气足，就不用遭这个罪啦！《黄帝内经·素问·异法方宜论》讲'其病挛痹，其治宜微针'，面瘫正属于中医'挛痹'的范畴，用针刺效果最好。如果以后不注意身体，又口眼㖞斜了，我一定让你尝尝针刺的滋味。"小李听了，笑着挠挠头，说："以后我再也不敢了，哈哈。"

3. 找对穴位，天天都是爱眼日

　　在人的五官当中，最能反映一个人精神面貌的，非眼睛莫属。称赞一个人有精神、有活力，我们会说他"目光如电""炯炯有神"；而描述一个人没有精神，我们会说他"目光暗淡""目中无神"。可是在生活中，我们常常不够爱惜这双"心灵的窗口"，很多人都戴上了眼镜，我的学生们就有一半以上是眼镜族。镜片再透明，也会让眼睛蒙尘。其实爱护眼睛、保护视力并不是难事，注意平常的用眼卫生、注意休息、闲暇时做做按摩，就能把眼镜摘掉。

　　有一次我出诊的时候，一位姓刘的女士带着她儿子来找我。刘女士的儿子正上高三，再有半年就要高考了，没想到在这个关键的时候，孩子的眼睛出了问题，有一周的时间视物不清，而且头晕、双眼又酸又胀又干，看书时间稍久就会头痛。这可把刘女士急坏了，怕耽误孩子的学习，赶紧给孩子挂了号找我看病。

　　我问："孩子一天看书多长时间？"刘女士说："差不多12个

小时吧。"我吓了一跳，又问："每天都这么久吗？"刘女士又说："差不多吧。高三了，作业多、考试多，这也是没办法的事。"每天看这么长时间的书，孩子脆弱的眼睛怎么受得了？我检查了孩子的眼睛和身体，发现孩子的身体还可以，营养和发育都正常，只是视力下降得厉害，双眼视力只有0.5。

我对刘女士说："孩子的身体正常，看来眼睛的问题主要是因为用眼过度、睫状肌疲劳导致的。目前孩子还属于假性近视，如果再不注意用眼卫生，不好好保护视力，就要发展为真性近视了。"接着，我给孩子开了一副穴位处方：针刺双侧太阳、攒竹、四白、百会、风池、手三里，疗程为2周。

《黄帝内经》有云："肝开窍于目，肾开窍于耳，目得血而能视，耳得血而能听，血气衰耗，不能上充，故视听失其常度。"可见，眼睛的功能和肝血是有联系的。《黄帝内经·素问·宣明五气篇》又云："久视伤血，久卧伤气，久坐伤肉，久立伤骨，久行伤筋，是谓五劳所伤。"这是告诉我们，用眼时间过长会伤血，这个"血"就是"肝血"。长时间学习必然缺少运动，而且占用休息的时间，所以会使肝血亏虚不能上荣于目，眼部气虚血乏，就会出现视物不清、酸胀干涩；血不能上荣于脑，头晕、头痛便在所难免了。

这个孩子长期用眼过度，使得眼周局部气虚血乏，且络阻血瘀，在治疗上就要调补气血、通络明目。太阳、攒竹、四白都是眼周的穴位，能够活血通络；取百会则可引气血上行于目；风池能改善头部供血；手三里这个手臂上的穴位是治疗近视的验穴，常有立竿见影的增视功效。

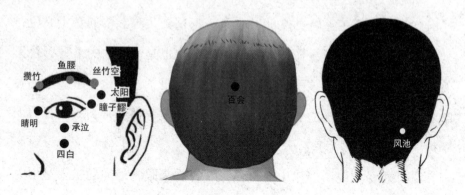

手三里怎么找呢？把手臂弯曲，前臂和上臂呈90°，会看见肘关节这里有一道横纹（肘横纹），横纹的外侧端是曲池穴，向拇指根部方向量2寸，用手一按有酸痛感觉的部位，就是手三里了。手三里属于手阳明大肠经，有疏经通络、消肿止痛、清肠利腑的作用。这个穴是个保健要穴，久坐导致的腰酸背痛、手臂麻木，可以按摩这个穴位来缓解。方法很简单，每次用拇指指尖按揉1~3分钟，没事儿就可以按一按。如果有条件艾灸，每天温和灸5~10分钟也很好。

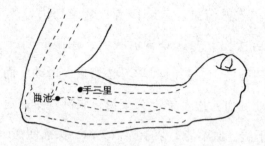

经过十几次治疗，刘女士的儿子视力恢复到了1.0，眼睛酸痛、头晕头痛的症状也消失了。刘女士吸取了这次的教训，有意让孩子培养良好的用眼习惯，经常休息，让眼睛放松放松。我也教孩子休息时可以用指尖按揉四白、太阳等穴位，尤其是手三里，这个穴位在手臂上，按摩起来也方便，对保护视力、缓解腰酸背痛很有效。

4. 鼻炎鼻塞怎么办

鼻炎是生活中非常常见的疾病，如果我们发现某个人时常出现鼻塞、鼻痒、流清鼻涕的状况，那这个人十有八九就是有鼻炎。中医上将鼻炎又称为"伤风鼻塞""鼻窒""鼻槁""鼻鼽"，虽然都是鼻炎，但还是有区别的，分别对应了西医上的急性鼻炎、慢性鼻炎、萎缩性鼻炎和过敏性鼻炎。

我治疗过一位姓苏的中年患者，他鼻塞整整有3年的时间。据他自己说，自从一次感冒之后，就留下了鼻塞的毛病，时好时坏，每次天气变化或者感冒，鼻塞就会严重，就像鼻子里塞着棉花，喘不过来气。鼻塞时间一久，嗅觉也变差了，吃饭闻不到香，上厕所闻不到臭，而且头晕、耳鸣的问题跟着来了，记忆力也一天不如一天。这3年里用了不少种类的滴鼻液，但都没有什么用。西医耳鼻喉科看了好几个，总不见效，就想换用中医的办法试试。

我看了看他的鼻黏膜，有些轻度充血；鼻甲肿大，表面不光滑，弹性也差；鼻涕不多，但是很黏稠，不容易擤出来；舌体色红，舌苔黄腻。再结合他说的滴鼻液无效，我就心中有数了，他这是慢性鼻炎。

慢性鼻炎中医称为"鼻窒"，也就是鼻塞，《黄帝内经·灵枢·本神》中说，"肺气虚，则鼻塞不利少气"，《证治准绳·杂病一》中又说，"若因饥饱劳役所伤，脾胃发生之气不能上升，邪害空窍故不利而不闻香臭"，可见这是肺脾气虚为本、阻塞不通为标的病，治疗上就要宣肺、散邪、通窍。于是我给他开了一副穴位处方，取攒竹、迎香、合谷、大椎这4个穴位进行针刺，可行泻热、散邪、通窍之功。每天治疗2次，15次1个疗程，2个疗程之后他的慢性鼻炎基本就痊愈了。

除了在医院的治疗，我还教给这位患者一个可以自己在家做的保健方法——按摩迎香穴。为什么特意选迎香呢？"迎香"，不就是"迎来香味"吗，所以它治疗鼻塞流涕、不闻香臭最有效。迎香穴是手足阳明经的交会穴，位于鼻翼外缘中点旁，当鼻唇沟中间。每次用示指指腹垂直按压3分钟，就可以起到疏散风热、通利鼻窍的作用。

此外，在迎香穴的上面，鼻孔的弧度刚好跟鼻柱相交的这个位置，有一个穴位叫"上迎香"。如果是长期鼻塞或者慢性鼻炎，通鼻窍时还可以加上这个穴位。怎么做呢？将两手的大鱼际互相搓，搓热之后搓迎香、上迎香3分钟，鼻子就通气了。两手的大鱼际是手太阴肺经走行的地方，而且这里有个穴位，也叫"鱼际"，可以泻肺热。

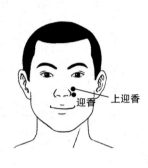
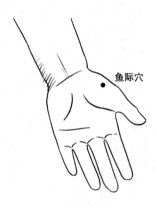

有的人鼻塞的时候习惯抠鼻子，这是非常错误的做法，很容易损伤已经很脆弱的鼻黏膜。正确的方法是用淡盐水清洗鼻腔，或者去药店买海盐水喷鼻，可以起到清洗鼻腔、促进鼻黏膜修复的作用。但要注意适度，因为鼻腔可以自我清洁，天天清洗鼻腔反而会破坏鼻腔黏膜的正常功能。如果感觉鼻腔干，可以用棉签涂抹一些香油或橄榄油。

5. 调和经气，耳听八方

中医治病讲究"辨证"，即使是看起来一样的病，也可能因为患者的情况不同而导致治疗的方案大相径庭。我收治过两位都是耳鸣、耳聋来就医的患者，一位是快70岁的老年人，另一位是三十几岁的壮年人。虽然都是因耳朵的病来的，但我给他们制定的穴位处方就完全不同。

先说说这位老年患者吧。他来的时候，左耳耳鸣、耳聋一个多月了。他告诉我，一个多月前他和家人吵过一次架，之后一直闷闷不乐，结果气坏了身子，左边耳朵里好像钻进了一只知了（蝉），整天叫个不停，吵得他头晕、心烦，晚上更加明显，觉也睡不好。我给他做了检查，最后确诊他是神经性耳鸣耳聋，中医辨证为肝阳上亢证。

耳鸣、耳聋是中老年人常见的耳鼻喉疾病之一，虽然病表现在耳朵，但由于"肾气通于耳，肾和则耳能闻五音"（出自《黄帝内经·灵枢·脉度》），所以根本问题还是肾精亏虚。肾虚了身体自然就差，再遇上肝火、痰浊上蒙，以及风邪上袭耳窍，就会出现耳鸣、耳聋的表现。肝火从哪儿来？就是生气。我们常说"气得肝疼"，就是暴怒导致了肝胆风火上逆。

《黄帝内经》中有"髓海不足，则脑转耳鸣""脑为之不满，耳为之苦鸣"的观点，正说明了老年人耳聋、耳鸣的病机主要为心神昏聩、清窍不利，所以治疗也要从健脑聪耳、醒神通窍入手。我给他定的穴位处方主穴用了风池、翳风、听宫和三阴交穴，肝火盛加太冲、中渚，肾精亏虚加太溪、关元。主穴选风池，是因其舒风通络；选翳风、听宫是局部取穴，可聪耳通窍；选三阴交是为补三阴经的经气。

再说那位壮年患者。他也是一名医生，平时工作时间长、强度高、压力大，有一天突然发现自己右耳听力严重下降并伴有耳鸣，所以来治疗。他的耳鸣和那位老年患者不一样，自觉声音很大，不是蝉声，而是像爆竹一样。《医学准绳六要·治法汇》中说："耳聋、耳鸣，需分新久虚实。"《景岳全书·耳证》中说："凡暴鸣而声大者多实，渐鸣而声细者多虚，少壮热胜者多实，中衰无火者多虚，饮酒厚味素多痰火者多实，质清脉细素多劳倦者多虚。"很明显，我这位年轻的同行就是实证的耳鸣耳聋。

我给他定的穴位处方中主穴用的是足临泣，耳鸣配外关，耳聋配人中、听宫。足临泣配外关是八脉交会取穴，两者均属于八脉交会穴（足临泣通带脉，外关通阳维脉，带脉阳维脉合于目锐眦、耳后、颊、颈、肩）。足临泣是足少阳胆经上的主要穴位之一，蜷腿坐，这个穴位就在足背外侧，第四趾、小趾跖骨夹缝中。足临泣连通带脉，而带脉能约束纵行之脉，增强经脉之间的气血运行。它还是一个保健用的穴位，每天临睡觉之前按揉几分钟，可以祛风除湿、缓解疲劳，比做足疗效果还好。

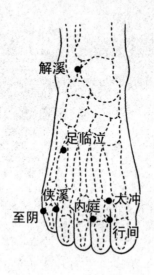

这组穴位处方是治疗实证耳鸣、耳聋的，另一位老年患者就不能用这个方子。实证耳鸣、耳聋通常起病急，发病比较突然，是中青年好发的，需要尽快治疗。如果拖得久了，就很难治了。

不管是实证还是虚证，耳鸣、耳聋多与精气不足有关，都是因经气不能上达耳窍所致，所以想要耳听八方，就要调和经气。经络通了，气血顺畅了，病就没了。不仅耳鸣、耳聋是这样，身体上别的病也是如此，所以只有经络通才能健康。

6. 清热泻火治牙痛

有句老话儿叫"牙疼不是病，疼起来要人命"，相信尝过牙痛滋味的人对此一定深有体会。牙痛是口腔疾病的常见症状之一，无论牙体、牙髓，还是牙周的问题，都会出现牙痛。中医学认为"肾主骨"，而"齿为骨之余"，加上足阳明胃经络于龈中，所以牙齿的问题与肾、龈和胃的关系最为密切。根据中医辨证，牙痛一般分为三种：风热牙痛、胃火牙痛、虚火牙痛，病因分别与风热侵袭、胃火上蒸及虚火上炎有关。

有一次，我的学生接诊了一位牙痛的中年男病人。这位病人平时嗜辛辣、好烟酒，牙痛前两天的晚上大吃了一顿麻辣火锅，当时觉得口干舌燥，但是没在乎。第二天就开始牙痛，而且越来越疼。这不，实在疼得受不了了，就来我们医院看病。我看了学生写的病例，了解了一下情况：这个病人牙龈处红肿、有压痛，口中有异味，舌体红，舌苔黄，面部呈急性面容，神情痛苦，频繁发出呻吟声。除此之外，这个病人伴有头痛、口渴，小便色黄，大便自两天前一直未解。

很明显，这个病人的牙痛属于胃火牙痛。由于平时嗜好辛辣饮食，导致胃肠积聚之热郁而化火，火毒沿胃经上攻于齿，于是便出现牙痛。口渴、大便秘结、小便黄、牙龈肿痛、口中异味、舌红苔黄，这都是胃火盛的表现。治疗这种类型的牙痛应该以清胃泻火、通络止痛为原则。于是，我告诉了学生一个治胃火牙痛的穴位处方：主穴选合谷、下关、颊车，配内庭、足三里。而且我提醒他，合谷要选对侧，就是左边牙痛要取右侧合谷，这是因为合谷是手阳明大肠经上的穴位，这条经络在面部是走向对侧的。

不仅是胃火牙痛，风热牙痛和虚火牙痛一样可以取合谷、下关、颊车作为主穴，不同之处在于配穴，风热牙痛配风池、外关，虚火牙痛配太溪、三阴交。《诸病源候论》中说："手阳明之支脉入于齿，足阳明之支脉又遍于齿。"所以治疗牙痛时以手足阳明经的穴位为主。合谷属手阳明大肠经（入下齿），下关和颊车属于足阳明胃经（入上齿），这正是依据循经取穴和局部取穴的原则。牙痛时可以自己在家用拇指点按这三个穴位，半分钟即可，有止疼的作用。自己按的时候要注意是不是真的刺激到了穴位，如果取穴准确，点按时会有酸胀的感觉，这就是中医上讲的"得气"。

这三个穴位怎么找才找得准呢？先说合谷。合谷俗称"虎口"，意思是人体的重要关口，位于手背第1、2掌骨之间，略靠第2掌骨中点处。有两个简便的方法来取这个穴位：一是将五指并拢，拇指根部肌肉隆起的最高点就是合谷；二是张开一只手的第1、2掌骨，将另一只手的拇指根部的横纹放在张开手指的指蹼上，压向第2掌骨中点，指尖点到的位置就是合谷，如果按之有酸、麻、胀、重、疼痛或经气行走的感觉，就说明取对了。

下关和颊车都在面部，这两个穴位距离很近。下关在耳前方，当颧弓与下颌切迹形成的凹陷中。简单地说，就是在耳前方，颧骨与下颌之间有一个凹陷，闭嘴时是凹陷，张嘴时会隆起，这里就是下关。颊车呢，咬牙时下颌角咬肌的隆起处就是。准确些的说法是在面颊部，下颌角前上方，耳下大约一横指处，咀嚼时肌肉隆起时出现的凹陷处。

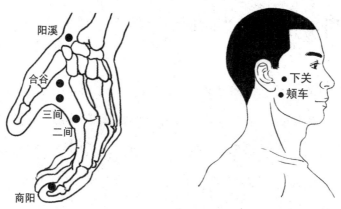

这个病人经过每天1次的治疗，4次之后牙痛和牙龈红肿的症状就消失了，并且不再口渴，口中异味消失，大小便也正常了。治疗是很有效的，但我仍旧叮嘱我的学生，治病必求其本，牙痛只是症状，不良饮食习惯和忽视口腔卫生才是原因，所以预防是非常重要的。医生绝不能只满足于手到病除或者药到病除，那只是治标，治本的医生才是合格的。

7.随身携带的"咽喉含片"

古书中常常将形势险要的交通要道比作"咽喉",比如《三国演义》中就有"此二处(街亭、柳城)皆是汉中咽喉"的描述,《战国策》中也说"韩,天下之咽喉"。如果只是说明地点很重要,为什么不比作"心脏""眼睛"呢,不是更好吗?这是因为咽喉除了本身很重要之外,还是上下交通的要地。《古今医鉴》有云:"夫喉以候气,咽以咽物。咽则通水谷,接三脘以通胃。喉有九节,通五脏以系肺,并行两异,气谷攸分。"白话一点儿来讲,就是说,咽连接着胃,是饮食的要道;喉连接着肺,是呼吸的要道。可见咽喉虽然不过方寸之地,却是人体饮食、呼吸的门户,足见其重要的地位。

咽喉很重要,也很脆弱,冬春季节天气骤变,外感邪毒侵犯,是最容易患急性咽喉炎的时候。有一年初春,我就遇到一位姓张的女病人,她30岁左右,是来看嗓子疼的。她说:"石大夫,我前天晚上睡觉有些着凉,昨天早上一起来,就觉得嗓子特别疼、特别干,而且总觉得嗓子眼儿有东西，咽东西都不利索。身上不得劲，觉得没力气，头也疼。"我让她张开嘴，看了看她的嗓子，发现她的咽部充血发红、肿胀，咽侧索红肿，咽后壁淋巴滤泡有增生。看了看舌相，舌边尖红，舌苔薄而白。

张女士这是得了急喉痹，也就是急性咽喉炎，是典型的风热外侵引起的。主要是由于前日起居不慎，肺卫不固，导致风热之邪由口鼻直接侵袭咽喉。喉是呼吸的门户，下通肺，风热之邪导致肺失清肃，邪毒循经上蒸于咽喉，所以出现咽喉肿痛的表现。风热是阳邪，阳热伤阴，所以肿痛的同时还会咽干口渴；风热上扰清窍，又导致头痛。在治疗上，就要依据疏风清热、宣肺利咽的原则。

我拿过张女士的病历本，正要给她开药，没想到她说："石大夫，有没有不用吃药的方法？不瞒您说，我去年刚生了孩子，怕吃药会影响给孩子喂奶，您能不能教我不吃药就能治好病的办法？"我说："没问题。吃药只是治疗方法的其中一种，中医有很多不用药而且有效的方法。"于是，我给她开了不用吃药的穴位处方：主穴取廉泉、天突，配穴取曲池、外关、少商。

具体怎么做呢？首先捏拿颈前咽喉部的皮肤2分钟，以出痧为度。这属于揪痧疗法，操作方法是将中指和示指弯曲如钩状，蘸水夹揪皮肤，造成局部瘀血。揪痧和刮痧有异曲同工的作用，可以清热解毒、发汗解表、舒筋通络。揪痧之后，再用拇指从廉泉推至天突1分钟，力度以耐受为度，要注意避免刺激咽喉引起咳嗽。接着用示指按揉曲池、外关各1分钟，力度由轻到重。最后捏少商1分钟，以局部通红为度。

廉泉的位置在颈前正中线上，结喉上方，舌骨上缘凹陷处。沿颈前正中线向下，摸到胸骨上窝中央，就是天突。廉泉、天突均是阴维与任脉的会穴，有清咽利喉的作用。曲池是手阳明大肠经的合穴，位于屈肘时肘横纹的外侧端。外关属手少阳三焦经，位于前臂背侧，在前臂后区，当阳池与肘尖的连线上，腕背侧远端横纹上2寸。同时刺激曲池、外关，可以疏风、清热、解表。少商是手太阴肺经最末的穴位，位于手指，拇指末端桡侧，指甲根角侧上方0.1寸。刺激少商有增强解毒泻火之功的作用。

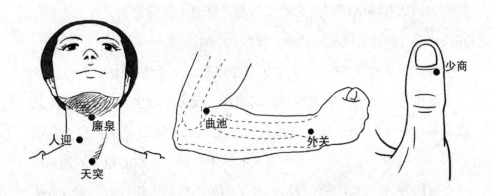

这样的按摩每天做1次，3次之后，张女士的咽痛明显减轻了，又继续按摩3天，就基本痊愈了。但我依旧提醒她，急性咽喉炎如果治疗不及时或者不彻底，一旦反复发作，致使邪气传里，可能会从急性变为慢性。无论什么病，只要是变成了慢性，就不好治了，所以要防微杜渐，把疾病消灭在起始阶段。平时可以多按摩廉泉，可以清音利喉，就像吃了咽喉含片一样。

8. 白领必看的颈椎保养方

随着时代的发展，很多疾病也在"进步"，得病的人岁数越来越小。比如说颈椎病吧，以前什么人容易得颈椎病呢？通常是40岁以上的人，或者是像文员、秘书、编辑这些长期需要低头工作的人。现在呢，得颈椎病的人年龄越来越小，三十几岁，甚至二十出头就得了。这和生活方式的变化是分不开的——运动和体力劳动慢慢减少，电脑、手机"拴"住了我们的手和眼睛，腿迈不开、手松不开、头抬不起来，水不流则腐，户不枢则蠹，颈椎病自然就找上来了。

有一年夏天，一个病人来找我看病。这个病人岁数不大，三十二三岁，本该是身强力壮的年纪，没想到一个月之前突然感到颈部不适，而且右侧胳膊又麻又痛。我让他在我对面做好，伸手在他的颈后按了按，有压痛，并且沿上臂后侧向右上肢放射。我给他做了右侧臂丛牵拉试验[1]和头顶叩击试验[2]，都是阳性反应。

这时候我便心里有数了，这个病人十有八九是颈椎病。我就问他："平时是在办公室上班吗？"他说："是啊，大夫，我是我们单位的会计，每天上班就是坐办公室。"我又问他："你在单位工作的年头不短了吧？"他回答道："已经10年了。"我继续问道："你们办公室条件不错，一直开空调呢吧？"他非常惊讶地说道："您怎么知道的？我没告诉您办公室有空调啊？"我笑着说："你是没有告诉我，可是你的病告诉我了。小伙子，去拍个片吧，你这多半是得颈椎病了。"他照我说的去拍了张颈椎的片子，果然显示第4、5、6颈椎后缘有骨质增生，已经压迫到神经。

颈椎病在中医学中多属于"项痹""眩晕"的范畴，眩晕好理解，那项痹是什么呢？项痹主要是由于外伤、风寒湿邪侵袭、痰浊、瘀血阻塞经络或气血不和、脾肾亏虚导致经络不通所致，概括成四个字，就是"不通则痛"。有项痹的人会感到颈项疼痛、麻木，会连累肩膀和手臂，或者伴有头晕、耳鸣，严重的甚至肌肉萎缩、瘫痪，所以项痹不是件小事。

这个病人来就诊的时候正是夏季，人体的腠理（中医指皮肤的

---

1 臂丛牵拉试验：也称上肢牵拉实验。被试者坐位，头微屈，检查者立于被试者被检查侧，一手推头部向对侧，另一手握该侧腕部做相对牵引，此时臂丛神经受牵拉，正常时上肢无疼痛及麻木感；若被试一侧出现放射痛、麻木，为阳性，提示有神经根型颈椎病。

2 头顶叩击试验：检查者将左手掌放置于被试者头顶，右手握拳轻轻叩击左手背，正常时被试者上肢无麻木感；若被试者出现双手麻木或一手麻木，为阳性，说明相对应的神经孔受压。

纹理和皮下肌肉之间的空隙）是打开的，最容易被风寒侵袭而阻滞经络。再加上每天伏案工作，肌肉缺少运动，筋脉失于濡养，所以就得了颈椎病。既然是风寒阻络，治疗上就要祛风、散寒、通络，艾灸是最好的办法。于是，我给他开了一副艾灸穴位方：温和灸大椎、百会、风池、阿是穴，以局部有温热感、不灼伤皮肤为度，每次每穴灸15分钟，每日1次。

《针灸问对》中有云："寒者灸之，使其气复温也。"艾灸的热气可以通窜到皮肤深处，有温经散寒、调理气血、扶正祛邪的作用。气血畅通了，可以濡养肌腠筋骨，通则不痛，项痹也就能治愈了。

我们都知道，颈椎共有7节，其中第7颈椎椎体最大，俗称"大椎骨"，而大椎这个穴位挨着第7颈椎，所以就命名为"大椎"。取穴时，尽量将头低下，在肩背正中找最高的椎骨，就是第7颈椎。第7颈椎下凹陷中就是大椎，约与两肩峰水平连线相平。手三阳经、足三阳经和督脉在大椎交会，所以大椎是"诸阳之会"，是人体阳气最旺的穴位。大椎能通阳散寒、疏经活络，而且是保健要穴，经常温和灸可以预防和缓解头项强痛、落枕、颈椎病、肩背疼痛。

风池是足少阳胆经的穴位，有活血通经、祛风通络的作用。百会在人体之巅，具体位置是在两耳尖直上与头顶正中线的交点，有醒脑开窍、镇静宁神、通络止痛的作用，对治疗颈椎病伴发的眩晕很有效果。阿是穴就是颈项的压痛点，又称"天应穴""不定穴"，既是疾病的反映点，又是治病的最佳刺激点。

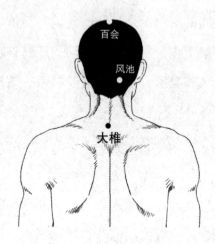

　　这样艾灸5天之后，这个病人的症状基本消失了，复查的时候，臂丛牵拉试验和头顶叩击试验也都是阴性。他离开之前，我提醒他："以后一定要注意工作习惯，工作半小时就要休息休息，做做颈椎操放松一下。每周还可以给大椎艾灸两三次。现在不是有卖艾灸罐的嘛，可以买一个。做家务、看电视的时候，就可以戴一个艾灸罐在大椎上，什么都不耽误，还能预防颈椎病，何乐而不为呢？"

9. 胁肋疼痛，经穴来解决

前段时间，我应邀给一本杂志写稿件。在刊发之前，编辑部的年轻编辑让我审定，我仔细一看，文章里的"胁痛"被改成了"肋痛"。我就打电话给那位年轻的编辑，给他指出了这处错误。

他说："石老师，胁和肋有什么区别？"我说："《说文》中讲，胁是'腋下之名也，其骨谓之肋'。现在胁肋一般指侧胸部，是腋下至十二肋骨下缘部位的统称。虽然胁和肋比较像，但不能混为一谈。尤其是指病证时，中医有'胁痛'，可没有'肋痛'啊。"年轻的编辑恍然大悟，于是赶紧将这处错误改正了过来。

胁痛这种病证，一般与肝胆疼痛关系密切。《医方考·胁痛门》中讲："胁者，肝胆之区也。"《黄帝内经·灵枢·五邪》中也说："邪在肝，则两胁中痛。"肝脉分布在两胁，而肝与胆是表里的关系，所以胆的问题，比如胆囊炎、胆结石等，同样会引起胁痛。

我治疗过一位五十多岁的病人，她是工厂的女工，胖胖的，很富态。有一天，她突然感到右上腹疼痛难忍，一阵阵绞痛，而且越来越重，后来整个右侧的肩背都跟着疼。家人陪着她来我们医院看急诊，那天正好是我值班。我让她在床上躺好，按了按她的腹部，在右上腹和剑突下（心口窝）有压痛，而且很明显，病人对按压很抵触。我就怀疑她是胆囊有问题。（右上腹有胆囊的体表投影）。

我问患者家属："她以前有胆囊炎，或是胆结石吗？"家属答："有。半年前疼过一回，住院检查，说是有慢性胆囊炎和胆结石。"我说："这次很有可能也是因为这个。平时吃喝怎么样？"家属说："吃得多，喜欢大鱼大肉，喜欢吃油大的食物，说是'香'。"我又问："脾气秉性呢？"家属又说："平时有点儿小心眼，喜欢生闷气。"

肝胆病多是因为饮食没有节制、嗜吃油腻食物，或者情志不舒、气机不畅引起的。《杂病源流犀烛》云："胠（腋下之意）胁肋痛，肝经病也，盖肝与胆二经之脉，布胁肋，肝火盛，木气实，故流于胁肋间而作痛。"这两样她占全了，难怪会有胁痛的问题。

后来我让她做了胆囊造影，果然和上次一样，胆囊有炎症，并且有多发性泥沙样胆囊结石。在治疗方面，一是要止痛，二是要把胆囊里的结石排出来。于是，我给她开了一副穴位处方：止痛取膈俞、胆俞，排石取日月、阳陵泉、中脘。我给她针灸了膈俞、胆俞，一次之后，腹痛便大大减轻；一周之后，腹痛没有了，大便里出现大量泥沙样结石；再一周之后，病人病情稳定，就出院回家了。

膈俞和胆俞同属足太阳膀胱经。膈俞在背部第7胸椎棘突下旁开1.5寸处，与两侧肩胛骨下角的水平连线相平，有理气止痛的作用。胆俞在背部第10胸椎棘突下旁开1.5寸处，是胆的背俞穴，可以外散胆腑之热。如果是在家做穴位保健，可以按摩、指压、艾灸、刮痧或者拔罐。由于这两个穴位在背部，而且相距不远，所以可以一起操作。

日月属足少阳胆经，位于人体胸部前正中线旁开4寸（乳头直下），在第7肋间隙中，常用于治疗胆囊炎、肝炎、肋间神经痛等病证。

阳陵泉也属足少阳胆经，在膝关节外侧下方凹陷处。将拇指按在外踝前方，沿小腿骨向上推至顶处（腓骨小头），前下方就是阳陵泉了。阳陵泉是足少阳胆经上最重要的穴位，有通经活络、疏肝利胆的作用。

大家对中脘应该不陌生，这是任脉上的穴位，位于胸骨下端（心口窝）与肚脐眼连线的中点。中脘是保健的要穴，可以通调肝脾、行气止痛。

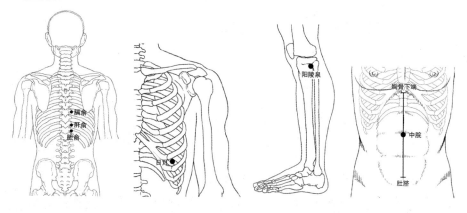

膈俞、胆俞止痛，日月、阳陵泉、中脘排石，这种穴位组合是经过大量临床实践得来的。不过，治疗的效果再好，还是不生病为妙。中医有古训说，“上医治未病”，但是现在医生一般只有在医院能治疗病人，离“上医”的目标还有很远。但是，我们可以在家为自己保健、防治未病，做到起居有度、饮食有节、运动有方，我们自己就可以做自己的“上医”了。

10. 胃痛不用愁，两大穴位来解忧

中医上有一种病证叫作"胃脘痛"，就是我们常说的"胃痛"，我想很多人都曾经有过胃痛的经历。这是一种古老的病证，在《黄帝内经》中已经有了胃痛的记载，《黄帝内经·素问·邪气脏腑病形篇》中的"胃病者，腹膜胀，胃脘当心而痛"，就是对胃痛部位和症状的描述。现在的中青年人工作忙，经常不按时吃饭，饮食不节，所以得胃病、患胃痛的多是中青年人。

有一个周末，我出门办事，打了一辆出租车。司机四十多岁，非常健谈，大到国际形势，小到鸡毛蒜皮，没有他不知道的。不过，我发现在聊天的时候，他经常按着自己的胃部，看起来好像不太舒服。

我问他："师傅，你是不是胃痛啊？"他回答说："不瞒您说，我这胃痛有五六年了，老毛病啦！"

我说："那怎么不去看看呢？"他说："我整天开车，等我交班，医院也下班了。胃痛也不是什么大问题，忍一忍也就过去了，没事儿。"他这种观点是现代人的通病，觉得胃痛不是大病，看不看无所谓。这真是大错特错了！

我对他说："你这一天到晚开车，这么辛苦，不注意健康怎么行？出租车还要定期保养呢，更何况自己的身体。身体好才能多赚钱，才能养老婆孩子嘛。"司机师傅说："嗨，您不提孩子还好，一说起来我就上火。您说我那小子，都上高中了，学习成绩一塌糊涂！前两天学校期中考试，考了个全班倒数第一，气得我胃痛了好几天，昨天才缓过来。"

很多人觉得胃痛是胃的毛病，其实病虽然在胃，但与肝脾也有很密切的关系。中医常将"脾胃"相提并论，可见其是唇齿相依的，而肝对脾胃有疏泄的作用，气郁伤肝，同样会横逆伤胃，导致胃失和降而痛，这位司机就是很好的例子。

我又对他说："我是中医大夫，不如我教你两招治治你的胃痛吧。"他高兴地道："那敢情好！您说吧，怎么做？"我说："我就教你按摩两个穴位吧，一个是肚子上的中脘，一个是腿上的足三里。方法也很简单，用掌根推或者手指按都可以，坐在座位上就可以做。"然后，趁着等红灯的间隙，我给他在身上指出了这两个穴位的位置。

中脘属于奇经八脉中的任脉。这个穴位在人体的上腹部，从胸骨下端（心口窝）向肚脐（神阙）做一条连线，连线的中点就是中脘。中脘是六腑的会穴，六腑之气均会于此，所以它是通调腑气的主穴。六腑以胃为中心，胃气一通，六腑也就通了，所以中脘又是胃的募穴。按摩时可以将手掌搓热后顺时针摩腹，或者以指代针点按。

足三里是保健要穴中的头牌。在两千年前的东汉，神医华佗就用足三里来治疗五劳赢瘦、七伤虚乏（即身体虚弱和各种慢性虚弱病证）。中医自古便有"肚腹三里留"的歌诀，就是说肚子里的病都可以用足三里来治疗。怎么取这个穴位呢？很简单，保持坐位，屈膝，将掌心按在膝关节的髌骨上，示指紧靠小腿胫骨前嵴外缘，四指向下伸直，中指尖所指就是足三里了。用拇指点按这个穴位，有疏调胃腑气机、和胃止痛的作用。

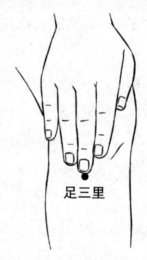

足三里

这两个治胃痛的穴位，除了按摩之外，有条件时也可以艾灸。用艾灸条进行温和灸，每穴10分钟，长期坚持，可以止胃痛、治胃病。艾灸足三里更有强身防病、消除疲劳的保健作用。

司机师傅很快学会了我教他的方法，并且迫不及待地按摩起来。过了两三天，我在诊室碰见他，他和同事换了班，特意来找我看病。他对我说："石大夫，我照您教的方法做了，回家还让老婆给艾灸，果然舒服多了。我这两天反省了，您说得对，赚钱重要，身体更重要！我决定了，要痛改前非，以后把健康放在第一位！"

11. 祛除腰痛的特效方法

晚饭之后，我有个习惯，就是和家人一起看看电视。现在电视广告特别多，尤其是保健品，这个宝、那个金的，补肾补脑的最多，都是卖给中老年人的。《黄帝内经·素问·上古天真论》里记载，女子"五七，阳明脉衰，面始焦，发始堕"，男子"五八，肾气衰，发堕齿槁"，意思就是生命有"女七男八"的规律，女子35岁、男子40岁身体就开始走下坡路，该注意保养了。

阳明脉指的是胃脉，在人体的走行经过脸和额头。"阳明脉衰"就是说胃气开始衰败，所以女子35岁左右眼角开始出现鱼尾纹，额头上出现抬头纹，脸色也慢慢憔悴。而男子衰老是从"肾气衰"开始，中医讲"腰为肾之腑"，肾精亏虚就会引起腰痛。

腰痛是一种常见的病证，除与肾的关系密切之外，腰脊部的经脉、经筋、络脉病损都可能导致腰痛。五六年前，我治疗过一个病人，那时他六十多岁，有一天做家务闪了腰，结果一直腰痛腰酸，不能弯腰，卧床休息了七八天也没有缓解，就在家人的陪伴下来看病。我按了按他的腰部，问他道："以前得过腰椎间盘突出吗？"他回答道："有。两三年前吧，得过腰突，腰疼，两条腿也又麻又疼。从那以后就不能干重活了，而且时不时的还会尾巴根（即腰骶部）疼。"

我看了看他的面色和舌相，精神不太好，舌红少苔。我又问他："除了腰腿，还有哪儿不舒服吗？吃饭怎么样？"他说："这两天腰疼得厉害，睡不好觉，总做梦。还有这眼睛，不知道怎么搞的，眼睛总是觉得发干、发涩。吃饭吃得少，吃啥都不香。"我继续问道："大小便呢？"他答："还挺正常的。"

他的家属拿出来两张外院拍的片子给我看，一张是腰椎的正位CT（计算机断层扫描），显示腰椎骨质没有问题；一张是腰椎MRI（磁共振成像），显示第5腰椎至第1骶椎有椎间盘膨出。很明显，这就是西医讲的"腰椎间盘突出"。腰椎间盘突出的诊断可以说明腰疼和腿麻、腿疼，那失眠多梦、眼睛干涩又是为什么呢？仅仅是因为腰痛影响休息导致的吗？

中医认为人的五脏六腑是相互联系的，所以有"肝肾同源"的说法。这个病人六十多岁了，按照《黄帝内经·素问·上古天真论》中描述的男子"七八，肝气衰，筋不能动……八八，则齿发去"的规律，这时的男性身体已经亏虚得很厉害了。肾精亏虚，腰部的筋脉失去濡养，所以会有腰痛、腰膝酸软的表现；而肝气衰，肝阴不能滋润眼睛，于是眼睛就会干涩；肾虚日久，人体阴阳失衡，出现阴虚阳亢，心肾不交（心火不能上交于肾，肾水不能下济于心），便有失眠多梦的问题。

对于这种不足之症的治疗，用艾灸是比较合适的。于是，我给他开了一副隔姜灸的穴位方，取穴为肾俞、至阳、关元俞、腰夹脊。

肾俞、关元俞同属足太阳膀胱经，前者是肾的背腧穴，在第2腰椎棘突下，旁开1.5寸，主治腰痛；后者在第5腰椎棘突下，旁开1.5寸，可以培补元气、调理下焦。

至阳属督脉，在背部后正中线上，第7胸椎棘突下凹陷中，可治腰背疼痛。

夹脊穴出自《肘后备急方》，位于脊柱两侧（后正中线旁开0.5寸处），因为从两旁将脊柱夹于其中，所以取名"夹脊"，又名"华佗夹脊穴"。夹脊穴分布在第1胸椎至第5腰椎棘突下的两侧，胸椎旁的为胸夹脊，腰椎旁的为腰夹脊，有调节脏腑机能的作用。

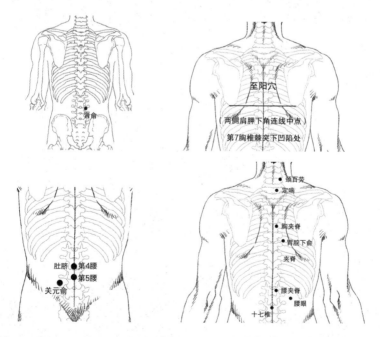

隔姜灸怎么做呢？先把艾灸条掰成2厘米长的艾炷，再取一块老

姜，切成一元硬币厚的片，用牙签在上面扎几个眼，好让艾炷的热力容易穿透姜片。病人脱去上衣，暴露背部，把姜片贴在脊柱两侧的穴位上，然后将艾炷点燃，放在姜片上。等到病人感到热得不能忍受时，将姜片提起，稍后放下再灸。1个艾炷燃尽了，就换1个新的，一共灸5壮。如果姜片烤焦了，就换1片。每天做1次，7天为1个疗程，一共做3个疗程。3个疗程之后，这个病人的腰痛消失，而且根据这几年的随访，再没有复发过。

艾灸治疗腰痛效果很好，但对于脊柱的结核、肿瘤引起的腰痛是不适用的。除了艾灸，每天用两手的手掌根部按揉、推摩腰部也有减轻和预防腰痛的作用，可以早、晚各做一次。平时对腰部的保护也很重要，搬运重物时要避免弯腰，晚上睡觉应该选择硬板床，天气变化时要注意腰部的保暖。只要平时注意，腰痛就不再是问题了。

12.别被膝关节病牵着鼻子走

大约半年前的一个晚上，一位老朋友来我家串门。我们有快十年没见，正好他这次来天津办事，就顺便来看看我。我特别高兴，就拉着他一边喝茶，一边聊天，说起了很多过去的事情。

聊天的时候，我发现他总是用拳头敲打自己的左膝，于是就问他："老李，你是不是膝盖疼？"老李说："你这当大夫的，眼睛总是这么尖。可不嘛，我这膝盖也不知道是怎么了，两个月前突然就疼起来了。走路时间不能长了，一长就疼，不过休息休息就好多了。这人啊，上了岁数是不行。咱们年轻那会儿，我走上一天都不累。"

我笑道："好汉不提当年勇，咱们现在都什么岁数了，可得注意身体。你把裤腿卷起来，我给你看看。"他说："石大夫，那你给我好好看看吧。不瞒你说，要不是这两天疼得比以前厉害，我还没机会来你这串门呢。有你在，省得我去医院了，哈哈。"

他一边说，一边卷起裤腿。我检查了一下，他的左膝关节有些肿胀，关节周围有压痛，活动关节的时候有疼痛感，而且活动受限。我对他说："老李，你这十有八九是得了退行性膝关节炎，就是平常说的老年性关节炎。你这膝盖得治治啊，不然越来越严重，你可就哪儿也去不了了。"

人老了，腿脚难免都会有些问题。膝关节是人体大关节之一，走路、跑步、跳跃都离不开它，就像汽车上连接发动机和轮胎的轴承。如果平时不注意保养，让膝关节劳损、受寒、受伤，轴承坏了，车子就开不动了。

有人觉得膝关节的问题都是外因造成的，这是不对的，内因更加重要。《黄帝内经·素问·脉要精微论》中云："膝者，筋之府，屈伸不能，行则偻附，筋将惫矣"，《素问·上古天真论》中又云："五八肾气衰……七八肝气衰，筋不能动……形体皆极"，这就是在讲膝关节疾病的内因——因为年老体弱而致肝肾亏虚、气血不足，使膝关节失去温养，所谓"不荣则痛"，膝关节就会出现问题。

我这个老朋友生来是个闲不住的性子，让他在家呆着，就跟要他命一样。我卷起袖子，当下就给他推拿起来。推拿是用手法刺激经穴的中医方法，穴位选择主要依据病痛局部取穴和"经脉所过，主治所及"的循经取穴原则，可以疏通膝关节周围经络气血，"通则不痛"。

膝关节周围的穴位很多，最近的当属膝眼。保持正坐位，屈膝，膝眼就在膝关节下方的髌韧带两侧凹陷处，就像在膝关节上长了两只眼睛。膝眼有内外之分，外侧的为外膝眼，内侧的为内膝眼。膝眼有活血通络、疏利关节的功效，指压此穴，可以治疗膝髌肿痛等腿部疾病。艾灸膝眼也可以，每次15分钟，有助于赶走湿寒外邪、培补元气。

足三阴经和足三阳经都经过膝关节周围，穴位组合很多，一般可选梁丘、血海、阴陵泉、阳陵泉、足三里、委中、承山、太溪等。嫌穴位多的话，可以选各经的要穴，比如阳陵泉，这是足少阳胆经上的第一要穴。《难经·四十五难》说"筋会阳陵泉"，意思是阳陵泉乃筋之会穴，是临床常用的治疗筋病（特别是下肢筋病）的要穴，具有舒筋和壮筋的作用。这个穴位在小腿外侧，当腓骨头前下方凹陷处。

很多患者反映找穴位找不准，或者穴位太多记不住，我总是告诉他们，做到"离穴不离经"就可以了。记住经络大致的走行范围和方向，时常手握空拳沿经络走向敲打，这就是非常实用和方便的保健方法。

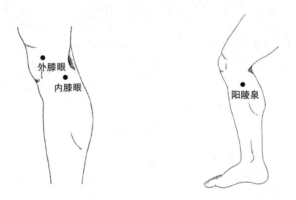

三四个月之后，老朋友打来电话，我问他膝盖怎么样了，他说："自打上次你叫我自己按摩膝盖之后，我每天坚持，现在已经不疼了。"我说："咱们都是一把年纪的人了，比不得年轻那会儿。膝盖的保养最重要就是避免过度活动，你也该在家歇歇，逗逗小孙子，享受天伦之乐了。"他笑道："好，听你的。我以后一定好好爱护身体，可不能再让膝盖的毛病牵着鼻子走了。"

13. 足踝扭伤的处理之道

在日常生活中，我们难免会遇到一些意外，比如扭伤就是其中常见的一种。有一年我和医院的同事一起去外地参加年会，会议过后，主办单位组织我们去爬山旅游。我们一行人一边聊天一边爬，到半山腰的时候，一个不留神，我那位同事脚下一滑，把右脚脚踝给扭伤了。我们赶紧停下来，扶他在台阶上坐好，他脱了鞋袜一看，整个脚踝都肿起来了，又青又紫，而且痛得不得了，碰都不能碰，伤得实在不轻。

扭伤属于中医学"筋伤"的范畴，外力损伤关节周围软组织，累及气血经脉，致使气血运行不畅，于是"不通则痛"。《黄帝内经·素问·阴阳应象大论》中说："气伤痛，形伤肿"（"形"即血），可见扭伤不仅是肢体伤于外，更有气血伤于内。伤气则气滞，伤血则血瘀，所以扭伤的部位疼痛、肿胀、青紫。

他这一扭伤，我们就爬不成山了，幸好同行的都是医生，为他做了简单的固定之后，就把他送回酒店去了。不过，我们住的酒店离医院比较远，去医院很不方便，我正好带了艾灸条，就跟同事商量，先在酒店给他艾灸一下，缓解下疼痛，然后再决定要不要去医院。他同意了。

我管酒店的厨房要了一块生姜，用刀切了几片一元硬币那么厚的姜片，又用牙签在上面戳了几个孔。然后我把艾灸条掰开，取了一些艾绒，捏成花生米大小的艾炷，在他的申脉、丘墟、解溪和阿是穴上做了隔姜灸。每个穴位灸四五壮，之后用手掌在他的脚踝轻轻回旋揉动了一会儿。当天晚上，他的脚踝疼痛就缓解了很多。之后的几天，我又在他脚踝周围做了温和灸，等年会开完，我们回去的时候，他的脚踝已经活动自如了。

为什么艾灸的效果这么好呢？一是可以借助灸法的火力温通扭伤部位周围的经络、调和气血；二是艾叶本身也有温通的作用，其气味芳香，容易燃烧且火力温和，燃烧后能温通祛寒。中医讲"气为血帅，血随气行"，气在艾灸温通的作用下运行，气行则血也跟着行，所以能气机通调，使瘀结自散。艾灸治疗扭伤见效快、镇痛时间持久，而且越早治疗效果越好。不过，治疗时要注意，关节活动部位一般不宜采用化脓灸，以免灸泡破溃不易愈合，甚至影响正常活动。做隔姜灸时，看到姜片下的皮肤红润就可以了，不要灸太过。

申脉虽然名为"脉"，但其实是足太阳膀胱经上的穴位，位于外踝直下方的凹陷之中，是治疗踝关节扭伤的常用穴位。

丘墟是足少阳胆经上的主要穴位，主治下肢痿痹、外踝肿痛。这个穴位于足外踝的前下方，当趾长伸肌腱的外侧凹陷处。

解溪离丘墟很近，但它是足阳明胃经上的穴位。解溪有个"外号"，叫"草鞋带"，因为它正好在穿草鞋系鞋带的地方。具体来讲，解溪在足背与小腿交界处的横纹中央凹陷处，位于足背两条肌腱（趾长伸肌腱与拇长伸肌腱）之间。如果按压这里有酸胀感，就说明找对了。

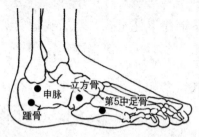

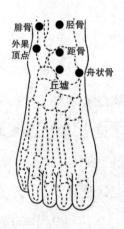
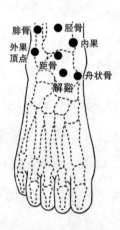

一般在扭伤的初期，踝关节的肿胀和疼痛会逐渐加重，这时就要赶快停止活动，将扭伤的那条腿抬高，然后用冷毛巾或冰袋冷敷，以防止毛细血管发生破裂。如果脚踝已经发紫（有瘀血瘀斑），就不能进行冰敷了。急性扭伤要及时治疗、彻底治疗，否则以后可能会出现习惯性扭伤的情况，会严重影响正常的运动。

第五章

老毛病：找到病根，一推一按

1. 化痰止咳：宣通肺气，调理脏腑

中医上讲"肺为娇脏"，为什么呢？因为肺主气，是主管呼吸的器官，其开窍于鼻，直接和外界相通，又像帝王的华盖一样覆盖着五脏六腑，是最先受到内外邪气入侵的脏腑，而且不耐寒、不耐热，是不是非常"娇气"？一旦邪气侵犯于肺，就会通过各种症状表现出来，其中咳嗽就是常见的表现之一。

咳嗽虽然经常合称，但并不完全是一回事。有声无痰是"咳"，有痰无声是"嗽"，因为经常痰声并见，所以才并称"咳嗽"。感冒了会咳嗽，得肺炎了会咳嗽，患上气管炎也会咳嗽，可见咳嗽实在是肺系疾病的常见症状。

有一次，我在门诊碰到一对母子，两人都是来看病的，看的都是咳嗽。母亲不到六十，之前有四五年的咳嗽病史。儿子三十出头，是某单位的司机，偶感风寒，感冒了。儿子感冒咳嗽了三四天，传染了母亲，结果母亲的咳嗽雪上加霜，于是两人干脆一起来看病。

我一看，虽然两人都是咳嗽，但是这病因可不一样。儿子起病急、病史短，是风寒袭肺导致的外感咳嗽；母亲病程长，反复咳嗽、咳痰，迁延不愈，是内伤咳嗽。一般来说，外感咳嗽是六淫外邪犯肺，致使肺气壅遏而导致的；内伤咳嗽则主要是因为"痰"和"火"，与肺、脾、肾有关。

针对他们娘俩不同的病因，虽然都应宣通肺气、祛邪止咳，但在治疗的方法上却有区别。儿子的穴位处方我取的是风门、肺俞、大椎，先用三棱针点刺，后拔罐15分钟，再艾灸半小时。当天晚上，他的咳嗽就减轻了很多，不再夜不能寐了。

《玉龙歌》中说："腠理不密咳嗽频，鼻流清涕气昏沉。须知咳嗽风门穴，咳嗽宜加艾见深。"这里面有两个要点，一是风门可以治疗咳嗽，二是适宜用艾灸来治疗。风门是足太阳膀胱经上的穴位，《针灸甲乙经》中说"风眩头痛，鼻不利，时嚏，清涕自出，风门主之。"可见这风门是治疗风疾的常用穴位。风门穴位于背部，当第2胸椎棘突下，旁开1.5寸。

大椎是常用的保健穴位，是"诸阳之会"，是人体阳气最旺的穴位。这个穴位在肩背部正中，第7颈椎下凹陷中，约与两肩峰水平连线相平。《类经·图翼》中有"大椎，主治五劳七伤、乏力、风劳食气、咳症久不愈"的记载，所以大椎是治疗咳嗽不可或缺的穴位之一。

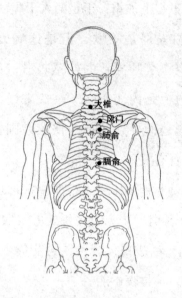

母亲平素体弱，脾胃虚寒，于是痰湿内生，上扰肺络，加上肺阴亏虚，所以咳嗽才反复发作。给母亲的穴位处方我取了双侧的肺俞、肾俞、膏肓、足三里、丰隆，每穴温和灸15分钟，每日1次。常言道"病来如山倒，病去如抽丝"，这治慢病是要花工夫的，所以我嘱咐她每周治疗6天休息1天为1个疗程，至少3个疗程。1个月过去，母亲的咳嗽基本痊愈，1年后回访，没有再犯过。

艾灸属于热疗法，适合寒咳、热咳、风咳、痰咳、虚咳等诸多咳嗽。《东医宝鉴》中说"久患喘咳，夜不得卧，夏月亦衣夹温背心，是膏肓病也，灸之而愈。"说明那时医家已经认识到艾灸治疗久咳有效了。除了温和灸，也可以采用隔姜灸。在肺俞、肾俞、膏肓这些足太阳膀胱经的穴位上做隔姜灸，可以补益肺气。艾灸的作用，加上生姜的功效，对于协调五脏六腑间的平衡、解表通络、宣肺止咳更有效果。

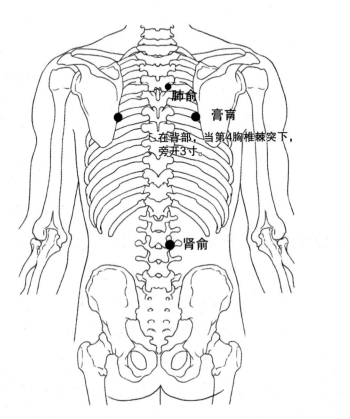

肺俞

膏肓

在背部，当第4胸椎棘突下，
旁开3寸。

肾俞

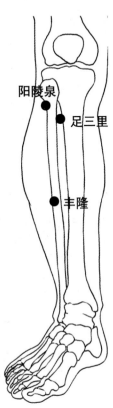

阳陵泉

足三里

丰隆

2. 失眠：不应过于依赖医药

我有一个同事，是个夜猫子，她有个不得已的爱好，就是听电台的深夜节目。听过深夜电台节目的人都知道，那个时间的节目通常是情感节目，常有情场不得意的人打热线电话，诉说自己的经历。我这个同事经常第二天给我们讲她听到了什么样的故事，然后点评一番。

有一次午休的时候，我问她："大晚上的，你怎么不睡觉啊？第二天不困吗？"她回答道："唉，我这也是不得已啊。我晚上睡不着，没事儿干，只好听电台节目，有时候听听就睡着了，但不是醒得早，就是经常做梦。第二天感觉累、没力气，只有挺着。"

听她这么一讲，我说："你这是失眠啊，多长时间了？"她说："有三五年了吧。"我问她："时间不短了。没想过治一治吗？"她回答："怎么没想过？喝牛奶、泡脚、数绵羊……这些招儿我都试过了，没用。我就差吃安眠药啦！"

失眠这种情况，我想大家多少都遇到过。并不只有睡不着觉才是失眠，睡眠不深、易醒、多梦、早醒、醒后不能再睡，或者醒后有不适感、疲惫、困倦，都属于失眠的范畴，中医称之为"不寐""目不瞑""不得眠""不得卧"。失眠时间久了，往往会引起焦虑、抑郁、恐惧的心理，导致白天精神不佳、工作效率降低、健忘等问题，严重影响正常的生活和工作。

有人认为失眠了只要吃安眠药就好，其实这是误解，是只看到了问题的表面。中医认为，失眠主要是因为身体阳盛阴衰、阴阳失交。张景岳在《景岳全书·不寐》中曾说"真阴精血不足，阴阳不交，而神明有不安其室耳。"即指出失眠是神无所归的病证。中医讲"心藏神"，而心又依靠肝血的濡养和肾水的滋润，可见失眠虽然病主要在心，但是与肝、胆、肾都有关系。所以说，吃安眠药来治疗失眠是治标不治本的做法。

我笑着对同事说："我教你个办法，你回去试试，说不定就手到病除了呢。"说完，我摸了摸她的头顶，让她回去按摩也好，艾灸也罢，在我摸过的地方用，几天以后就能看到效果了。她回去试了几天，果然有效果。我又教了她几种治疗的手法，让她回去继续坚持。过了一个多月，她失眠的问题基本解决了，再也听不到她跟我们谈起听过的深夜广播节目了。

头顶这里有什么？为什么在这里做做按摩、艾灸就治好了失眠呢？这就不得不讲一讲这里的两个（组）穴位——百会和四神聪了。

百会在头顶正中，是人体最顶端的穴位，有醒脑开窍、镇静宁神的功效。百会属于督脉，而且是督脉与足厥阴肝经、足太阳膀胱经、手少阳三焦经、足少阳胆经的交会穴，所以又叫"三阳五会"。在百会的前后左右各开1寸，有四个神聪穴，就是"四神聪"。四神聪是奇穴（十四经穴以外具有固定位置和特殊治疗作用的腧穴），主治头痛、眩晕、失眠、健忘等症。

百会在头顶正中线前发际上5寸处。有人会问，如果光头、谢顶，前发际没了，怎么办？还有一个取百会的办法，就是取两耳尖连线与头顶正中线的交点。

《针灸甲乙经》中说百会在"顶中央旋毛中，陷可容指"，意思是百会在头旋处（头旋偏斜或有两个头旋者例外），用手指按会感觉有小凹陷。《针灸大成》也说百会处"可容豆"，所以摸到这个小凹陷就找到百会了，而前后左右各1寸就是四神聪了。

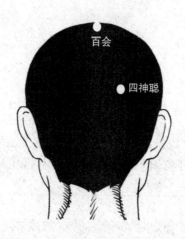

找到了穴位之后怎么用呢？首先可以艾灸。灸法"起沉疴，疗痼疾"，有温经通络、宁心安神的作用。可以用艾灸条在穴位处施温和

灸，每天1次，每次10～15分钟。如果担心艾灸条烤焦头发，可以用艾灸罐，放入点燃的艾条段后，就戴在头顶，像戴了小小的头冠。其次，可以用示指按压或用双手五指叩击，每次100～200次为宜。

除了这些保健的方法，有失眠问题的人还要注意自己的生活习惯，不要在睡前饮用咖啡、浓茶等含有咖啡因的饮料，不要进行刺激性的活动，应该宁神静气，为睡眠做好准备，这样才能顺利入睡。

3. 感冒：分清类型，巧妙施治

要问有没有什么病是每个人都得过的，我想答案非"感冒"莫属。从小到大，大概没有哪个人一辈子没有得过感冒的。很多人以为感冒是西医的病名，其实早在北宋，"感冒"一词就出现在医学典籍中，而对于类似感冒症状的记载更可以追溯到《黄帝内经》。在《黄帝内经·素问·骨空论》中，有"风者，百病之始也……风从外入，令人振寒汗出，头痛、身重、恶寒"的描述，"振寒（发冷时颤抖）汗出，头痛、身重、恶寒（怕冷）"是不是跟我们感冒时候的感觉一样？

感冒病虽小，里面的道理可不少。从病因病机角度来看，感冒有实证、虚证之分；从辨证分型角度来看，感冒可以分为风寒型、风热型、暑湿型、气虚型、阴虚型。治疗感冒时，首先应该辨别是风寒型、风热型，还是暑湿兼夹，其次还要辨别邪正虚实的关系。只有分清了，才能做到对证施治。有时候在学校教课，我就喜欢用感冒的病例来考他们辨证分型学得怎么样。

比如说有一个病人，是年轻的小伙子，秋天在外面打球后出汗脱衣而着凉，回家之后恶寒、鼻塞、打喷嚏、流清鼻涕、肢体酸痛。第二天症状加重，伴有咳嗽、咽痛、头痛。这应该怎么辨证呢？

首先，这个小伙子打球出汗脱衣而着凉，加上他的症状，可以判断为外感病。其次，秋季天气渐凉，风邪与寒邪合并，因此这个时节感冒多为风寒证。《黄帝内经·素问·太阴阳明》说"伤于风者，上先受之。"因风性轻扬，于是风邪夹寒从皮毛外侵，病犯上焦，肺首当其冲，因此这个小伙子得的是风寒型感冒。

怎么区分风寒型感冒与风热型感冒呢？虽然两者都有恶寒、发热、鼻塞、流涕等表现，但是风寒型感冒病人恶寒重、发热轻，没有汗，流的是清鼻涕，口不渴，舌苔薄白；而风热型感冒病人发热重、恶寒轻，身上有汗，流的是浊鼻涕，会口渴，舌苔薄黄。

分清证型之后，还要辨一辨虚实。一般平时身体健康的人患感冒是因风邪夹杂寒邪、湿邪、暑邪、热邪，是实证，感冒时症状比较明显，但容易康复；而虚证的人平时身体就虚弱，腠理疏懈，卫气不固（免疫力低下），所以外邪容易乘虚而入，一旦感冒，经久不愈或容易反复。此外，虚证还有阴虚、气虚之分。阴虚感冒的病人身体微热、手足心发热、心烦口干、少汗、干咳少痰；气虚感冒的病人则倦怠乏力、气短懒言、身痛无汗，或恶寒明显、咳嗽无力。

在感冒的初期，用拔罐的方法来治疗效果明显，对于风寒型、风热型感冒，在背部的足太阳膀胱经走罐有立竿见影的效果。怎么走罐呢？让病人趴好，充分暴露背部，涂上红花油或凡士林膏，然后将罐吸附于背部，沿足太阳膀胱经循行上下推动。罐体的吸附力度和走罐速度以病人耐受为度，左右交替进行，至皮肤潮红、充血即可。然后沿足太阳膀胱经从肩部向腰部拔罐，一般拔8～10个罐，留罐10分钟即可。足太阳膀胱经上有五脏六腑的背俞穴，通过走罐可以调整膀胱经气而增强五脏六腑的功能。

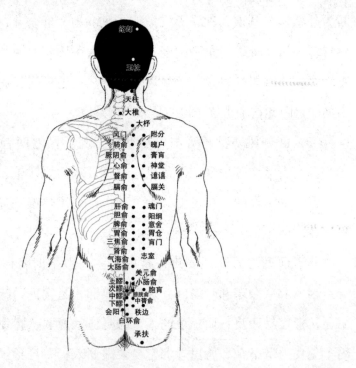

　　如果错过了初期治疗的时机，也可以用艾灸的方法选择相应的穴位来缓解症状。比如大椎主一身阳气，灸大椎可以通阳散寒、疏风解表、退热；灸合谷对治疗感冒时鼻塞、流清鼻涕尤其有效；灸风门、肺俞可以治疗恶寒、无汗、发热等症；灸风池可以治疗头痛、鼻塞；灸太阳、印堂可以疏风解表、清利头目；灸外关可以泻热。

4. 便秘：肠道润，大便通

行医时间久了，我发现现在的病人很有意思，喜欢自己给自己"当医生"。以前信息闭塞，大家看新闻、学东西主要是靠书报杂志。现在不一样了，网络这么普及，想知道什么，只要打开电脑或者手机，一搜索就能找到很多答案。但是，这些答案都对吗？那可不一定。

有一次查房的时候，一位住院病人拿着手机问我："石大夫，我在手机上学了好多治便秘的偏方，都试了，您说怎么就不好用呢？"我就问他："你都试过什么办法？"他回答道："吃水果、喝果汁、喝淡盐水、喝酸奶、吃蜂蜜……"我一听乐了，这哪是治便秘，跟吃零食差不多嘛。

我笑着说："这便秘分好几种呢，分不清证型，光靠吃吃喝喝的哪能好？要治便秘，首先要知道自己是哪种类型的便秘，这样才能有的放矢。"

便秘是临床上经常能见到的症状之一，主要表现有两种：一种是大便秘结，排便困难，排便时间延长；另一种是便质不硬，虽有便意，但排便不畅。便秘的名字很多，在《伤寒论》中有"阴结""阳结""脾约"的称法，后来又有"风秘""气秘""热秘""寒秘""湿秘""热燥""风燥"等称法，而现在一般将便秘归纳为"热秘""气秘""虚秘""冷秘"四类。

热秘的人一般喜欢吃辛热厚味的食物，或者平时体质便阳盛、爱上火，所以肠胃积热、津液不足，大便就易干结。热秘的人因大便干燥而排便困难，还有心烦、口干、面红、小便短赤等上火的表现。

气秘的人多情志不畅，平时忧虑过度，于是肝气郁结、脾气不舒，简单讲就是不开心、多忧愁。气秘的人除了大便秘结，还有腹胀、嗳气、纳呆（消化不良、食欲不振）的表现。

虚秘的人是因身体虚弱导致气血不足，血虚则津液枯竭，不能润泽大肠，于是便秘。虚秘还有气虚和血虚之分别，气虚便秘的人便后多出汗、气短，血虚便秘的人面色没有光泽、心悸。

冷秘的人多是因为阳气不足，结果温煦功能失常，自生内寒而凝滞肠胃，于是排便困难。冷秘的人喜暖恶寒，四肢多冰冷，腹中冷痛，舌苔色白。

怎么样，是不是吓了一跳，想不到便秘还有这么多种类吧？我详细问了一下这位病人，了解到他除了大便干结、排便时间长外，还有腹胀、食欲差、食量小的问题。看了看他的舌苔，舌体色红，舌苔又黄又厚。这是气秘的表现。

于是我给他开了一副穴位处方，取天枢、归来、大肠俞、支沟、上巨虚、中脘、行间。其中天枢、归来、大肠俞、支沟、上巨虚是主穴，中脘和行间是气秘的配穴。如果是热秘，可配曲池、合谷；虚秘可配脾俞至胃俞的背俞穴；冷秘可配气海、关元。对这些穴位行刮痧疗法，当天大便时，这位病人就反映畅快多了。之后每隔2天刮痧1次，刮痧7次之后，他的便秘就痊愈了。

　　刮痧疗法操作很方便，自己在家就可以做。在需要刮痧的身体部位涂上刮痧油，刮板与皮肤呈45°，按照自上而下、自内而外的顺序刮拭就可以了。天枢是大肠募穴，大肠俞是大肠的背俞穴，俞募相配可以疏通大肠脏腑之气，气通了，大肠的传导功能才能恢复正常。支沟能宣通三焦气机，三焦之气上下通顺，肠腑才能通调。归来、上巨虚可以行滞通腑。这些穴位组合在一起，就能行滞通便。

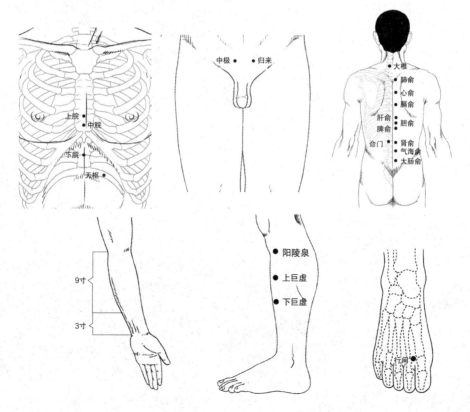

　　至于那些网上流传的通便食物，并不是说没有用处，而是应该将那些食物融入日常的饮食，养成良好的饮食习惯。三餐不要吃得太精细，多吃一些粗纤维的食物，少吃辛辣刺激的食物。还要多喝水，足量的水分有助于软化粪便，使大便容易排出。只有肠道润了，大便才能顺畅。

5.腹泻：巧用身体里的"止泻药"

有句俗话叫"好汉架不住三泡稀"，这话是话糙理不糙，别管多强壮的人，拉上几次肚子就会手软脚软。拉肚子，也就是腹泻，在中医上称为"泄泻"，是指排便次数增多、大便稀薄或完谷不化，甚至泻出水样大便的病证。古人将大便稀但不急的称为"泄"，将大便如水而急称为"泻"，虽然相似，但泄与泻还是有区别的。

有一次我收了一个住院病人，姓谢，六十多岁，是某机关的干部。来的时候，他捂着肚子"哎哟哎哟"地哼个不停，一副有气无力的样子。我问他："拉肚子多长时间了？有什么感觉？"他说："快两天啦。肚子疼，拉稀，还吐。这两天给我折腾得不轻啊，昨天跑了十多次厕所，坐在马桶上都起不来了。"

我又问："拉肚子之前吃什么没有？受没受凉？"他回答说："也没吃什么，就是有个老同学请客，吃了些烤羊腿。晚上睡觉可能是有点儿着凉，早上天还没亮，就肚子疼，肚子咕噜咕噜地响，跟着就拉稀了。"

我继续问道："拉什么样的大便？"他说："我说了您别觉得恶心，我拉的就跟水一样，哗哗的，还挺多。"

我让他平躺好，按了按他的肚子。肚子比较软，没有压痛，但是肠鸣音又多又响，像肠子在打鼓。我看了看入院时的化验结果，白细胞有些高，应该是患了急性胃肠炎。

腹泻是比较常见的病，着凉了、吃坏了、体弱了、郁闷了……都可能引起腹泻。《景岳全书·泄泻》中说："泄泻之本，无不由于脾胃。"可见，泄泻的根源还是在脾胃上。这位病人六十多岁了，还吃烤羊腿那么油腻的食物，加上晚上睡觉不注意、着了凉，伤了脾胃的阳气，胃气不能下降，逆上所以有呕吐、恶心；脾气受损，升清之气失常，下行便有腹泻；中焦气机不畅，于是便有腹痛。

既然腹泻、呕吐、腹痛这些症状都是因为脾胃受伤而来的，在治疗上，也应多选足太阴脾经、足阳明胃经上的穴位，以健脾益气、理肠止泻。所以，我给他开了一副穴位处方，取神阙、足三里、天枢、曲池、内关、中脘、三阴交，施隔盐灸（神阙）和温和灸。先灸神阙，之后灸足三里（先左后右），每穴灸30分钟，其他穴位灸3～5分钟就可以了。

隔盐灸也称"神阙灸"，一般是将纯净干燥的食盐填入肚脐，然后上置艾炷的艾灸方法。为了操作更简单，也可以将食盐放在一小张纸上，将纸覆于神阙（肚脐）上，然后用点燃的艾灸条施温和灸。灸神阙可以治疗腹痛、吐泻，有固脱的功效。

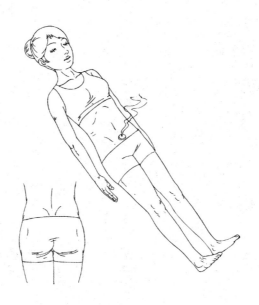

　　这样治疗三天后，这位病人的腹泻症状基本消失了，大便也成形了，只偶尔还有些腹痛；继续治疗两天后，腹痛也没了，食欲恢复正常，便病愈出院了。这期间，我没给他开什么药物，因为我们的身体上就有安全又有效的止泻药，用对了自然"药"到病除。

　　出院前，我嘱咐他，虽然这次治好了腹泻，但为了预防复发，平时的饮食要多注意，不要吃不干净和油腻的食物，生冷的水果也应尽量少吃。病刚好，要吃些容易消化的食物，吃清淡一些，这样才对脾胃有益。平时还可以自己经常用手掌根顺时针摩腹，直到感到腹部透热；再用拇指的指腹从中脘推至关元，以感觉到酸胀为最好。只有我们爱护自己的身体，身体才会回报我们以健康。

6.糖尿病：从"三消"入手稳定病情

你知道每年的11月14日是什么日子吗？这一天是世界糖尿病日。为什么要特意设立这样一个"节日"呢？因为糖尿病已经成为全世界都在面对的健康大难题。根据国际糖尿病联盟的统计，2015年全世界一共有糖尿病病人约4.15亿人，换句话说，每11个人中就有1人患有糖尿病。而中国有多少糖尿病病人呢？大约有1.1亿人，居世界首位。

这个第一可不是什么好事，这说明中国人的健康正面临着糖尿病的巨大威胁。国际糖尿病联盟的统计数据显示，2015年我国有130万人死于糖尿病及其并发症，其中40.8%的人年龄低于60岁，逐渐呈现年轻化趋势。这个数字太可怕了！

糖尿病是一种貌似"年轻"，但其实很"古老"的疾病。17世纪，英格兰医学家托马斯·威利斯首先提出了"甜尿"；到了1776年，糖尿病才正式得到其命名，并作为专门学科进入现代医学研究领域。与之相比，我们的老祖宗对这种疾病的认识和记录则要早上很多，只不过，它在中医界的名字并非"糖尿病"，而是"消渴（病/症）"。早在《黄帝内经·素问·奇病论》中，就有"此人必数食甘美而多肥也，肥者令人内热，甘者令人中满，故其气上溢，转为消渴"的记载。唐代名医王焘在《外台秘要·消渴消中门》中说："渴而饮水多，小便数，无脂似麸片甜者，皆是消渴病也。"这不正是对糖尿病患者典型症状（糖尿、多饮、多尿）的描述吗？

在我治疗过的病人中，有糖尿病的不在少数。得了糖尿病的人非常痛苦，这不敢吃，那不敢吃，就像被胶布粘住了嘴巴。如果平时不注意，光顾着享受口舌之欲，以后就要受并发症的折磨，糖尿病足，糖尿病眼病，糖尿病肾病等，都是致残甚至致死的"杀手"，所以一定要控制住血糖，不让并发症出现。

我治疗过一个老姐姐，那年她在我们科住院的时候不到70岁，是一个有15年病史的"老糖人"。虽然她早知道自己有2型糖尿病，但是自己不注意，啥好吃吃啥，啥好喝喝啥，口服降糖药想起来就吃两片，想不起来就拉倒。住院前一周，突然感到口干、口渴得厉害，怎么喝水都不解渴，而且浑身乏力，看东西也看不清楚。住院的时候一测血糖，空腹16.7毫摩尔/升，餐后24.6毫摩尔/升。

结合她的其他检查，我给她开了一副穴位处方，主穴取中脘和双侧的列缺、照海、三阴交，配穴取双侧的肾俞、膈俞、脾俞、肺俞，可达到滋阴清热、润燥生津的功效。这些穴位采用针刺法治疗，每天2次。如果在家使用，可以用手指代替针刺（以指为针），长期坚持也有保健效果。

人一上了岁数，身体状况大不如前，加上患病日久，难免阴液内耗，导致虚热内生。消渴分为上、中、下三消，分别对应肺、胃、肾，尤其以肾为关键，所以治疗上重在调节肾的阴阳平衡，兼顾调整五脏六腑。肾俞、膈俞、三阴交可以养血、滋阴、生津，三穴一同使用，有滋阴的治本之效；列缺、照海是八脉交会穴，也有滋阴清热、润燥生津的作用；中脘是胃的募穴，可泻胃热；脾俞、肺俞可以健脾、润肺，调理脏腑功能。这些穴位用好了，治疗三消就不难了。

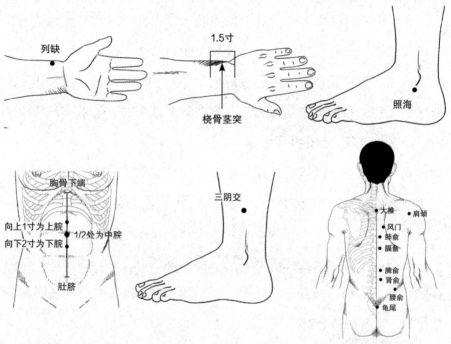

她按照我的穴位处方治疗，3天后，口干、口渴的感觉减轻了，身上感觉有劲儿了；2周之后，头晕、头痛、视物模糊等症状都减轻了；4周之后，所有症状好转、血糖平稳，便办理出院了。出院前，我对她说："老姐姐，出院之后，你可不能由着自己的性子大吃大喝了。糖尿病本来就是要管住嘴的病，要是不控制饮食、少吃肥腻和甜食，下次再来，可就不是挨几针这么简单的事情啦。"

7. 高血压：应该随身携带"穴位降压药"

前几天我正看电视，正好看到某频道在放一档健康栏目，嘉宾正在介绍高血压的知识。高血压是现在的常见病，我们常说的"三高"里就有它一个。多高的血压算高血压呢？收缩压≥140毫米汞柱和/或舒张压≥90毫米汞柱。但是，要注意两个前提：一是要测3次取平均值，而且不能是同一天测量的；二是没有服用治疗高血压的药物。

虽然现在中医医生也讲高血压，不过，在中医学中并没有"高血压"这一病名。高血压的病人常有头晕、头疼的感觉，所以中医将高血压一般归属于"眩晕""头痛"的范畴，而一旦出现并发症，又常分别按照"心悸""胸痹""脑卒中""水肿"等病证来辨证治疗。

眩晕是种什么感觉呢？眩是眼花，晕是头晕，说白了，眩晕就是头晕眼花。如果经常感觉头晕眼花，就要当心自己的血压是不是超过正常标准了。有一天上午，我在门诊碰到一个眩晕的病人，六十多岁，是儿子送来的。我问他怎么了，他说："昨天因为工作的事跟儿子吵了一架，当时情绪有点激动，后来就感觉头昏脑涨得厉害。"儿子在一边插话道："爸，您昨天哪儿是有点儿激动，桌子都快让您拍散了。"

我说："先来测个血压吧。以前有过头晕头痛的情况吗？平时血压高不高？"病人回答说："以前没有，最近这三五年偶尔会感觉头晕。血压嘛，退休前单位每年体检，结果都超过正常，但是不多，也就没注意。"我的学生给他测了血压，180/110毫米汞柱，很明显是高血压了。

很多老年人都有高血压，这是因为人老后肾精亏虚、髓海不足。髓海就是指脑，《黄帝内经·灵枢·海论》云："脑为髓之海，其输上在于其盖，下在风府"，又有"髓海有余，则轻劲多力，自过其度；髓海不足，则脑转耳鸣，胫酸眩冒，目无所见，懈怠安卧"。既然是脑的问题，就可以对症下"药"，找头部的穴位来治疗眩晕，首选当然是位于颠顶的百会。

我让学生拿来一瓶凡士林和一包艾绒，将凡士林涂抹在病人的百会上，又将艾绒搓成黄豆大小的艾炷，置于百会上。接着，我用线香将艾炷点燃，等艾炷燃烧过半时，用压舌板摁灭，然后换新的艾炷继续，一共灸了10壮。这是灸法的一种，叫作压灸。

我一边压灸，一边问病人有什么感觉。病人说："感觉头顶很热，有一股热气从头顶往下跑，头一下就不那么晕了。"百会是督脉要穴，统一身阳气，在这里施灸有升阳固气、清心宁神的作用。中医讲"气为血之母""气行则血行"，气血足了，髓海得到充养，所以眩晕的症状就会缓解。

治疗的第1天，上午和下午我分别给病人做了一次压灸。治疗后2小时，再测血压，收缩压开始下降了；6小时之后，收缩压和舒张压都有明显的下降。治疗到第3天，施灸后血压马上开始下降；3小时后，血压降到正常水平，并且维持了10小时。治疗到第10天，血压一天都维持在正常水平。百会压灸的即刻降压效果和维持作用都是不错的，即使没有降压药物的干预，身体上的"降压药"也可以让血压维持在正常水平。

最后一次治疗之后，病人的儿子向我请教，他说："石老，您这种方法效果挺好，但是艾灸气味比较大，在家不太好做。您有没有在家也能做的降压方法，教教我吧。"

我说："小伙子，你去外面的药店买块刮痧板，以后可以经常给你父亲在家刮痧。一会儿我把刮痧的部位写在病历本上，你回去按照我写的给你父亲刮痧，对于轻度和中度的高血压[1]都有很好的效果。平时尽量少惹他生气，气出个好歹怎么办？天下的父母都是为了孩子好，你应该体谅父亲的心意啊。"

附：病历本上的刮痧降压穴位方

刮拭部位　风池、肩井、头后部及肩部，背部足太阳膀胱经、曲池、足三里、三阴交。

刮拭顺序　先刮风池、头后部、肩井、肩部，再刮背部足太阳膀胱经，然后刮上肢的曲池，最后刮下肢的三阴交、足三里。

1　轻度（1级）高血压指收缩压140～159毫米汞柱，舒张压90～99毫米汞柱。中度（2级）高血压指收缩压160～179毫米汞柱，舒张压100～109毫米汞柱。

刮拭手法　平补平泻法。（见第四章第四节刮痧相关内容）

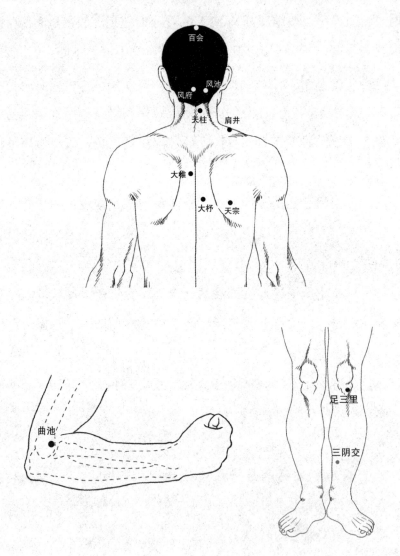

8. 低血压：补虚证，培养中土升血压

上一节中，我介绍了高血压的一些内容。有些人认为血压低一点儿没关系，总比高了强，这是错误的。血液是生命之河，血压则是"河水"流淌时对河岸（血管）造成的冲击力。血压高了，容易决堤，造成洪灾；而血压低了，河水无力流淌，就不能灌溉到农田（器官）。临床上有一种老年人和女性高发的疾病，叫作低血压，就是血压过低引起的。

血压多低算是低血压呢？一般认为成年人的肱动脉（肘部）血压低于12/8千帕（90/60毫米汞柱），就是低血压了。如果血压突然明显降低（急性低血压），心、脑、肾等重要器官突然缺血，会出现头晕、四肢发软、出冷汗、心悸、少尿等症状，严重的会晕厥或休克。而一些体弱的老人、女性，因为先天不足或后天失养、久病等原因，长时间处于低血压状态，轻者可能并没有感觉，重者则会出现神疲乏力、头晕、头痛，甚至昏厥。

在中医的概念中，其实并没有"低血压"这种病，根据临床症状，一般归入"眩晕""虚劳""厥证"当中。《黄帝内经·素问·通评虚实论篇》中说："精气夺则虚"，所以低血压一般是以虚证为根本的。

2010年左右，我治疗过一位比较典型的低血压患者，是一位中年女病人，在企业中做文员。她来就诊的主要原因是眼干，因为长时间看电脑，以为是用眼过度。但我在接诊时发现她看起来精神很差，身体瘦弱，眼中无神，面色无华，说话声音很小、没有气力，于是建议她先测一下血压。果然，她的血压只有70/40毫米汞柱，比正常血压低了很多。血压低，血液不能濡养脏腑，所以全身状态都很差。

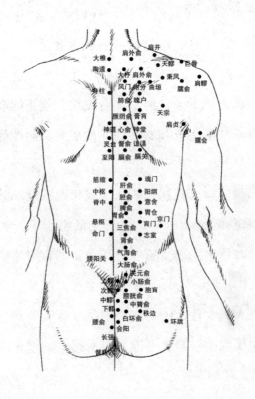

她这种情况就是典型的虚证，而且比较严重。我询问了她的病史，发现她虽然没有得过大病，但从小体弱，并且饮食甚少，所以推断是先天不足和后天失养共同造成的虚证，治疗上就要从人体的先天之本（肾）和后天之本（脾胃）入手。

于是，我给她开了一副穴位处方，在背部、腰骶部的督脉和足太阳膀胱经上下走罐10～30次，并在肝俞、脾俞、肾俞等脏腑的背俞穴处闪罐。隔日治疗1次，需长期坚持。

中医认为督脉乃是"阳脉之海"，督一身之阳气，只要是阳气衰弱的病证都可以用督脉的穴位进行治疗。腰背部的督脉是沿脊柱走行的，与足太阳膀胱经基本平行。

肝俞、脾俞、肾俞都是足太阳膀胱经上的穴位，分别是肝、脾、肾对应的背俞穴。《黄帝内经·素问·咳论》中说"治藏（脏）者治其俞"，就是指治疗五脏（心、肝、脾、肺、肾）的疾病可以找对应的俞穴，这是中医取穴方法中的一种。肝俞、脾俞、肾俞分别在第9、11胸椎和第2腰椎棘突下，旁开1.5寸处。

俗话说："冰冻三尺，非一日之寒。"虚证的由来不是一天两天，治疗也是一个慢工夫。对于这位女病人，虽然第一次治疗就使其感到了舒适、血压也有回升，但前后一共治疗了4个月，才将各种虚证表现消除，血压也稳定在了90～110/50～66毫米汞柱。

除了拔罐治疗外，低血压的人也可以在家尝试用艾灸进行治疗。在背俞穴之外，取穴还可以增加关元、足三里、命门等常用的保健穴位。同时，要注意加强日常饮食，增加营养，并进行适度的体育锻炼，这样才能改善身体素质，将虚弱的身体补起来。

9. 贫血：保养好脾胃和肾是关键

常听相声的人一定对"相声演员有四门功课——说、学、逗、唱"这句话不陌生，中医也有"四门功课"，那就是望、闻、问、切。望诊排在第一位，因为从病人出现在医生面前开始，通过观察病人的气色、神态、行为等，就能对病人的情况有一些判断。比如贫血，就是临床上比较容易通过望诊判断出来的疾病，因为贫血的病人通常有比较明显的特征，很容易分辨。

为什么贫血的病人容易看出来呢？因为我们的身体很"聪明"，当血液不足的时候，会优先为功能更加重要的体内器官供血，而皮肤、黏膜的供血就会减少，所以贫血的人会有面色（皮肤）苍白无华、黏膜颜色变浅的表现，也就是俗话说的没有"血色"。正常人的面色是红润的、有光泽的，黏膜的颜色是粉红的。一旦贫血，皮肤缺少滋养，健康的颜色就会褪去，取而代之的是病态的白。不仅如此，由于气血不足，贫血的人还会感觉头晕眼花、心悸气短，容易疲劳，表现得没有精神，所以中医常将贫血归入"虚劳""血虚"的范畴。

在行医的过程中，我发现近年来贫血的病人中年轻的女孩子越来越多，而在以前呢，通常是老病号或先天体弱的人才容易贫血。我推测这跟现在以"瘦"为美的审美观有很大关系。女性天生爱美，为了美一点儿、瘦一点儿，常常不吃饭，或者多素食、少荤食，这都是饮食不节的做法。饮食不节、禀赋不足、久病失血，以致脾肾亏虚、气血两虚，这是贫血的主要原因。

我治疗过一个漂亮的姑娘，二十多岁，大高个，身材很苗条。她虽然是来看病，但是并没有十分明显的病证，主要是最近感觉状态比较差，想用中医的方法调理一下身体。我问她平时有什么感觉，这个姑娘说："最近觉得很容易疲倦，时常头晕。这两周经常腰酸，也没什么胃口。"

我又问她："月经正常吗？"她说："以前还挺正常的，比较有规律。最近这一两个月会晚来四五天，而且量少，大概是以前的一半吧。"

我看了看她的手，手心苍白、没有血色，指甲薄、不光整。翻了下眼睑，黏膜的颜色也很浅。她的这些表现都是贫血的典型症状，于是我让她去做了一个血常规，结果血红蛋白浓度只有83克/升[1]。

我拿着她的检查结果对姑娘说："从检查看，你的主要问题是贫血。平时吃肉吗？饭量大不大？"姑娘说："不瞒您说，我是个模

---

[1] 我国血液病学家认为，在我国海平面地区，成年男性的血红蛋白（Hb）浓度<120克/升、成年女性（非妊娠）的血红蛋白浓度<110克/升、孕妇的血红蛋白浓度<100克/升即为贫血。

特，平时为了保持身材基本不吃肉，只吃一些热量低的蔬菜。我是那种吃多了就长肉的体质，所以每顿饭也不敢多吃，一天也就吃一小碗饭。"

我听了她的话，摇了摇头。饮食是人体精微营养的来源，把源头限制得这么紧，气血怎么能得到充分的补充呢？难怪会出现贫血。贫血日久，伤了肾气，所以会有腰酸。中医认为肾是先天之本，脾胃是后天之本，只有保养好了身体的根本，才能不生病。于是，我给她开了两个处方，一个是调理身体、治疗血虚的穴位处方，另一个是补充气血的饮食处方。

要想纠正血虚之证，首要温补脾肾、壮阳益精。在取穴上，我选了脾俞、肾俞、心俞、肝俞、三阴交、血海这几处穴位。每穴先用黄豆大小的艾炷灸5壮，然后闪罐6次，最后留罐5分钟，这种艾灸和拔罐结合的方法叫作灸罐法。

脾俞、肾俞、心俞、肝俞都是足太阳膀胱经上的穴位，是相应脏腑在背部的俞穴，可调动脏腑之气。气行则血行，将脏腑之气调动起来，促进气血的运行，对调整全身状态很有帮助。

三阴交属足太阴脾经，临床应用非常广泛，其功能主治都与脾、肝、肾密切相关，有健脾和胃、滋养肝肾的作用。三阴交位于内踝高点上3寸的胫骨后缘，取穴时可用自己拇指以外的四指并拢，小指放在内踝高点，示指上缘就是了。

血海也属于足太阴脾经，在大腿前侧，髌底内侧端上2寸，股内侧肌隆起处。血海是脾经所生之血在此聚集，有运化脾血的作用。

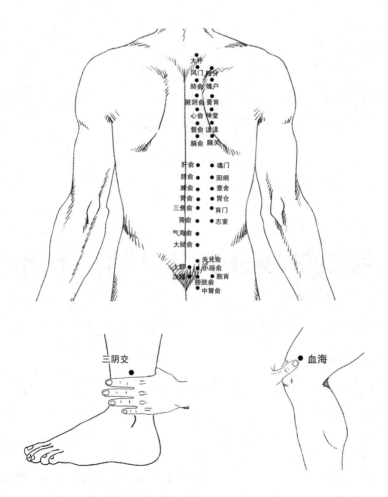

饮食处方主要是让这个姑娘在饮食中多增加一些含铁的食物，比如瘦的畜肉、鱼肉、鸡肉、豆腐等。维生素C能促进铁的吸收和利用，所以富含维生素C的蔬菜和水果也要适当多吃一点。

10. 慢性疲劳综合征：从调养肝、脾、肾入手

前段时间，一张20年前的《我爱我家》剧照突然红了起来，大家可能也都看到过，那就是"葛优瘫"。我回家在沙发上试了试，其实并不像看起来那么舒服，所以我想，大概只有特别累的人才会用这种姿势瘫在沙发上吧。

现代人压力大，为了房子、车子、孩子每日奔波，很多人都觉得身心疲惫，回到家什么都不想干。原来大家都没有意识到这种长期的疲劳是一种病，后来"亚健康"的概念流行，很多人才知道这其实是亚健康状态的一种。其实，中医早就对这种慢性、反复的全身倦怠有了认识，认为这是"虚劳"之证，跟肝、脾、肾都关系密切。

疲劳并不是身上没劲、感觉懒洋洋那么简单，身体的其他器官和部位也会有不适的表现，比如头痛、咽喉痛、肌肉关节痛、失眠健忘、思维迟钝、注意力不集中等。由于这是长期疲劳带来的一系列表现，所以也被称为"慢性疲劳综合征"。中医认为其基本病机是以虚

为主，病在五脏。

《黄帝内经·素问·六节藏象论》中指出："肝者，罢（音同"疲"）极之本"，意思就是肝主管筋的活动，能够耐受疲劳，是运动机能的根本。肝的功能不好，耐受疲劳的能力就差。脾是"后天之本"，主四肢肌肉。如果脾伤了，人的中气就不足，肢体不能得到充养，就会肌肉疲惫、四肢无力。而肾是人体"先天之本"，肾藏精，主骨而生髓。一旦肾精不足，人就会感觉腰膝酸软、头晕头痛、精神萎靡。

一般来说，疲劳的人多为劳役过度、情志内伤，通俗一些讲，就是工作超负荷和精神压力大。不过，这几年来，我接诊了不少因为癌症放化疗而来调理的病人，他们普遍也有虚劳的征象，这种情况就是癌因性疲劳。

我治疗过一位四十多岁的女病人，她就诊前两个多月因患乳腺癌做了切除手术，然后做了化疗，化疗期间出现精神疲惫、四肢倦怠无力、恶心、失眠、便溏等健康问题。我们都知道，化疗对身体的伤害是很大的，对全身脏器有无差别的破坏，所以就诊时这位病人看起来非常疲劳，没有精神，也不爱讲话。

检查之后，我发现她属于脾气亏虚型虚劳，主要是因化疗导致身体正气亏虚，治疗上当以补益虚损为主。于是，我给开了一副以温和灸施治的穴位处方，取百会、气海、关元、足三里、三阴交这几处保健要穴，每次每穴灸10～15分钟，至皮肤潮红但无灼痛为度。每天1次，共灸10天为1个疗程。

《本草纲目》中记载，艾草有"纯阳"之性，以艾草施灸，对提升身体阳气、补益虚损非常有帮助。艾灸百会可以振奋阳气，提高机体功能和免疫力；灸气海可补益元气，气充则血旺；关元是强壮要穴，是治疗各种虚证的首选穴位之一；足三里是足阳明胃经的下合穴，也是强壮、培本的要穴，灸之有健脾益胃的作用；三阴交是足厥阴肝经、足太阴脾经、足少阴肾经的交会穴，具有健脾、补肝、益肾的三重功效；以上这些穴位合用，可以益肾固本、气血双补、强壮脏腑，从而达到消除疲劳的作用。

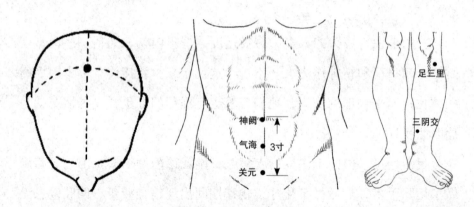

对于上班族来说，休息无疑是缓解疲劳最好的办法。如果是长期疲劳，或者慢性疲劳综合征，一次两次的休息可能并不能彻底消除身体积攒下的劳累，那就更应该给自己放个假，只要有两周的休息，即使不依靠任何治疗，也能彻底消除疲劳。除此之外，多吃富含维生素的新鲜蔬果，做八段锦、五禽戏等比较温和的运动，也能起到缓解疲劳的作用。常言道"一张一弛，文武之道"，只有学会放松和休息的人，才能把更多的精力投入工作当中。

11. 心律失常：养心血、安心神，转心悸为心安

在很多描写爱情的文学作品中，经常会看到作者将遇到真爱描写为找到"心动"的感觉。可是，在我们医生看来，心动未必是什么好事，可能正是"心悸"的表现。心悸的病人经常自我感觉心中悸动、不安，通常在情志波动或者劳累过度的时候出现。心悸是一类比较复杂的病证，从西医的角度来讲，心动过速、心动过缓、期前收缩、心房颤动、房室传导阻滞等心律失常都属于心悸的范畴。

有一次我接诊了一个机关干部，不到50岁，因为心悸、胸闷来我这里治疗。他说3周前因为下面的科员办事不利很生气，之后就觉得心悸、胸闷、头晕。当时在其他地方做了24小时动态心电，诊断为频发性室性期前收缩。医生开了两种西药，但是效果不好，症状没有改善。这两天心悸、胸闷的感觉更重了，所以来我这里诊治。

期前收缩是最常见的心律失常之一，曾经被称为"早搏"。心脏跳动是有固定节奏的，如果搏动发生在正常搏动之前，就是期前收

缩。正常人偶尔也会出现期前收缩，如果频繁出现就是病态了。体质虚弱、七情内伤、感受外邪、药食不当等导致心神失养、扰乱心神，就会出现心悸。这位病人是因生气导致的，属于肝气郁滞证，所以在治疗上要疏肝解郁、调畅气机。

我给他开了一副穴位处方，取背部足太阳膀胱经，尤其是肝俞、胆俞、心俞等背俞穴，以及期门。在背部以轻手法沿足太阳膀胱经走罐20～40次，后在肝俞、胆俞旋转走罐20次，再在心俞、期门留罐5分钟，每日治疗1次。

肝俞、胆俞、心俞是肝、胆、心的背俞穴。"俞"是通道的意思。中医认为这些俞穴是五脏六腑和体表之间的通道，所以有"脏病取俞"的说法。在这里走罐，可以疏肝气、益心气、宁心神。心俞、肝俞、胆俞在背部呈"一"字排列，分别当第5、9、10胸椎棘突下，旁开1.5寸处。

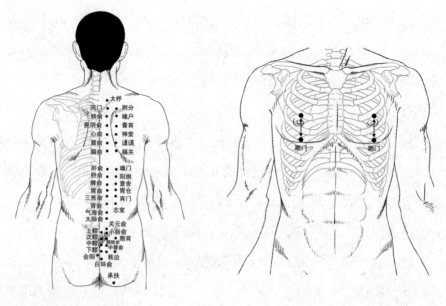

期门位于胸部前正中线旁开4寸处，当乳头直下，约平第6肋间隙。期门是足厥阴肝经的募穴，也是足厥阴肝经最上面的穴位，有健脾疏肝、理气活血的作用。

治疗2周后，病人心悸、胸闷、头晕等症状基本消失。复查心电图和24小时动态心电图，结果表明期前收缩明显减少。这说明拔罐疗法对于控制心律失常是很有效果的。但是，大家在治疗时要注意，由于引起心律失常的原因很多，心律失常的类型也比较多，如果在治疗过程中出现病情加重或者有心力衰竭倾向时，一定要及时进行综合治疗，以免贻误病情。

12. 心绞痛：调心气、通经脉，方能止心痛

心脏是身体的"发动机"，它无时无刻不在将血液泵向身体各处。而这个重要的脏器本身也需要充足的血液供应，才能保证功能的正常。如果心脏的供血不足，心肌就会出现急剧的、暂时性的供血不足，从而出现心绞痛。

轻微的心绞痛发作，可以表现为胸部憋闷、呼吸不畅；严重的会表现为前胸阵发性、压榨性疼痛。疼痛主要位于胸骨后方，也可放射至心前区与左上肢，甚至是后背。《黄帝内经·素问·脏气法时论篇》中有"心病者，胸中痛，胁支满，胁下痛，膺背肩胛间痛，两臂内痛"的记载，就是对心绞痛的形象描述。

心绞痛属于中医"真心痛""胸痹""心痛"等证的范畴，通常在劳累、情绪激动、饱食、受寒等情况下发作，休息或服用硝酸酯类制剂（硝酸甘油等）后，症状会消失。《黄帝内经·灵枢·厥病》中说："真心痛，手足青至节，心痛甚，旦发夕死，夕发旦死。"所

以，有时心绞痛是比较凶险的。

我治疗过一位姓曹的老姐姐，70多岁了，有很长时间的心脏病史。她来看病的时候，已经心悸伴心前区疼痛1周有余，痛的时候牵涉左肩背，常持续半小时，服用速效救心丸可以缓解。除了心悸、心痛，有时还伴有头晕、呕吐、恶心。经过详细检查后，确认为风湿性心脏病，伴有心律失常、自发性心绞痛，高血压3级（极高危）。

她这种情况已经比较严重了。主要是由于年迈而心气不足，胸阳不振，所以血行不畅、推动无力，因此出现心绞痛。归根到底，病根还是在虚上。所以，治疗上要扶正祛邪，调心气、通经脉来达到止痛的目的。开穴位处方时，我取了内关、郄门、膻中作为主穴，辅以大陵、神门、厥阴俞、心俞、膈俞、合谷、太冲作为配穴，施以针刺，每日2次。

这里面最主要的是内关、郄门、膻中这3个主穴。

郄门是手厥阴心包经的郄穴，有宁心理气、活血止痛的功效，可以缓解胸痛、心悸、心绞痛等。郄门穴位于人体前臂掌侧腕横纹上5寸，平时可以将按摩郄门作为心脏保健的方法。

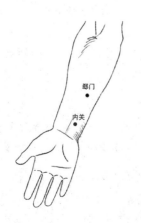
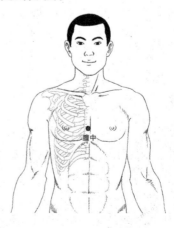

内关也是手厥阴心包经的穴位，位于前臂掌侧，腕横纹上2寸，在腕部两根大筋（掌长肌腱、桡侧腕屈肌腱）之间。这个穴位可以通调血脉、养心安神，常用于治疗心绞痛、心肌炎、心律不齐等心系疾病。有高血压、低血压、心律不齐、心悸、胸痛等病的人，都可以用拇指掐按并轻揉内关，作为日常的保健。

膻中在胸部当前正中线上，平第4肋间，两乳头连线的中点。这个穴位能宽胸理气，可以治疗胸痛、胸闷。

郄门加内关、膻中，可以益正气、通心阳。遇到心绞痛急性发作，用右手拇指的指腹按揉左手的郄门穴，要稍用力，使酸胀感向肘部和胸部传导，可以帮助快速缓解症状；还可以用力重按内关，也有缓解心痛的作用。

针刺两天之后，这位老姐姐的心悸、心痛症状减轻，5天之后症状基本消失，又过了一周就出院了。出院前，我提醒她，为了避免再次出现心绞痛，要避免情绪剧烈波动，也不要从事剧烈活动或太劳累。如果再出现心绞痛，要及时就医，千万不要不当回事儿。

13. 脑卒中后遗症：温经通阳，解筋肉之挛缩

随着三高（高血压、高血糖、高血脂）变成现在的"流行病"，患心脑血管疾病的人也越来越多，而且有年轻化的趋势。我在临床上就经常会遇见才四十多岁就突发脑卒中的病人。脑卒中的发病急、症型多、变化快，有风一般善行、善变的特点，所以曾用"中风"这个名字。脑卒中的病人常常伴有口眼㖞斜、言语不利、半身不遂等症状，即使度过了刚发病的危险期，也会影响生活，严重的病人甚至会丧失生活自理能力。

脑卒中病人往往有肢体痉挛的后遗症，这常是因为肝肾不足，使得血不容筋、脉络闭阻，所以肢体强硬挛急，久之筋失濡养而至偏瘫侧肢体拘挛、关节不能屈伸。最近我就治疗过一位脑卒中的老年病人，他来院时右侧肢体活动不利，做脑CT后显示左基底节区有脑梗死。（脑卒中病人的半身不遂表现在病变侧大脑的对侧，即左脑卒中则右侧半身不遂。）当时他的右侧手脚肌肉张力增高，呈痉挛状态，

关节屈伸不利，评分后判断为重度痉挛。

人体筋肉的濡养有赖于阳气，阳气受损则筋不能柔。要说补阳气，最好的方法莫过于艾灸。所以，我给他开了一副穴位处方，取肩髃、后溪、命门、阳陵泉、丘墟进行艾灸治疗。行温和灸，或将艾绒装入灸具中，点燃后置于穴位上，以感到舒适、不会烫伤皮肤为度。每个穴位灸25分钟，至皮肤潮红。

肩髃位于人体的肩部，属于手阳明大肠经，有疏经通络、理气化痰的作用，主要用于治疗肩臂挛痛、上肢不遂等病症。将手臂外展平举，肩部三角肌根部可以摸到两个凹窝，前面的凹窝中即为肩髃。平时用手掌搓肩髃，或者用中指点揉，有预防肩关节炎的保健作用。

后溪是八脉交会穴，可以通督脉，主治头项强痛、手指及肘臂挛痛等痛证。后溪在小指的尺侧（掌心向前，靠近身体的一侧），取穴时轻握拳，就在第5指掌关节后尺侧的近侧掌横纹头赤白肉际。

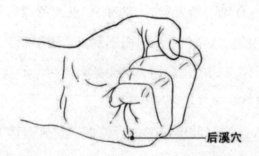

后溪穴

督脉是"阳脉之海"，主一身之阳，所以阳气衰弱的病都要取督脉上的穴位来治疗。命门就是督脉上的重要穴位，看穴名就知道它的重要性，是"生命的门户"。命门位于腰部，当后正中线上，第2腰椎棘突下凹陷中，和神阙（肚脐）处于一个水平线上。

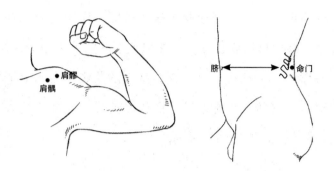

　　阳陵泉是八会穴的"筋会"，有舒筋和壮筋的作用，可以治半身不遂、下肢痿痹等筋病。在《黄帝内经·灵枢·邪气藏府病形》中就有"筋急，阳陵泉主之"的记载。这个穴位在小腿外侧，当腓骨头前下方凹陷处。

　　丘墟位于外踝的前下方，当趾长伸肌腱的外侧凹陷处。丘墟是足少阳胆经的原穴，常用于治疗下肢痿痹、外踝肿痛、脑卒中偏瘫等病症。

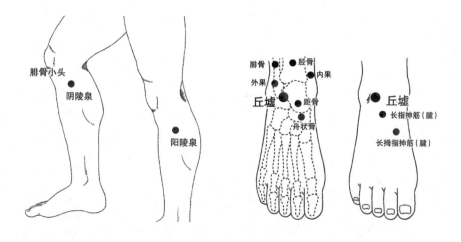

艾灸有调理气血、温经通脉、扶正祛邪的作用，阳气补足了，筋肉得到濡养，痉挛自然就止住了。在以上这些穴位上施灸，每日1次，10次为1个疗程。2个疗程之后，这位病人的肌肉张力明显下降、肌肉痉挛的状况明显好转。再配合适当的康复治疗，脑卒中病人也可以走出后遗症的阴影，恢复生活自理的能力。

第六章

女人病：让经穴为健康保驾护航

1. 月经不调：调理冲任和肝脾肾是关键

前文我曾提到过男性和女性有"男八女七"的生长周期（源于《黄帝内经》，即男性每8年一次生长变化，女性每7年一次生长变化），其中女性二七"天癸至"、七七"天癸竭"，男性则二八"天癸至"、七八"天癸竭"。这个"天癸"是什么？一般认为是元阴、肾精，是一种促进生殖功能的物质。不过，更多的时候，天癸专指女性月经，如《黄帝内经》中即说"月事以时下，谓天癸也"。

月经是女性重要的生理特征。正常的月经是在肾气盛、任通冲盛、气血充沛、脏腑功能协调、胞宫功能正常的基础上发生的，与其关系最为密切的莫过冲、任二脉和肝、脾、肾三脏。一旦各种原因引起的相关脏腑功能失常、气血失调、胞宫或冲任损伤，均能导致月经周期、经期、经色、经质的异常。血热、气虚、血寒、血虚、气滞、肝郁、肾虚，都会扰乱正常的月经周期，导致月经不调。

我接诊过一位病人，是比较典型的气滞型月经不调[1]。她走进诊室，在我面前坐好，我就感觉到她的情绪比较低落，精神比较抑郁。她自述自己是某单位的会计，由于最近半年来单位核对账目，生怕出现一点差错，所以工作压力很大，结果原来很规律的月经周期紊乱了，整个人的状态也很差。

我问她："现在多久来一次？"她回答道："比以前延后快一个月吧，而且量很少，还有血块。"我又问："经期有什么感觉？"她答："感觉胸闷、胀得慌，胸部和小腹也有胀痛。要是这时候再一生气，感觉就更明显。"

我看了看她的舌头，舌体红、舌苔白。切脉感觉她脉弦细（脉搏细而软弱无力），属气滞之证。

月经的变化可以说是女性身体健康状态的晴雨表。这位病人是会计，整日与数字打交道，容不得一点闪失，所以精神压力大，导致情志不舒、抑郁伤肝。中医讲"肝藏血"，肝气疏泄不及，气机不畅，气不行则血滞，血海不能按时满溢，于是月经延期、量少；血行不畅，所以经血中有血块；肝郁气滞，经脉受阻，不通则痛，因此胸胁胀满、胸部及小腹胀痛；此时生气无异火上浇油，加重气滞，胀痛随之加剧。不难看出，这位病人主要的问题是压力过大导致伤肝，结果变为气滞型月经不调。

1　月经不调的表现较多。月经较正常周期延后7天以上，连续2次以上，就可以诊断为月经后期。反之，如果提前7天以上，就是月经先期。如果是或前或后1~2周，则称为月经先后无定期。这3种都是常见的月经周期异常。如果周期正常，但经期不足2天、经量明显减少，则是月经过少；经期超过7天，甚至2周才干净，则是经期延长；若经量多，超过80毫升（正常为50~80毫升），则是月经过多。

除了肝与月经关系密切，肾和脾一为"先天之本"、一为"后天之本"，都与气血息息相关，一旦虚损都会影响月经，出现月经不调。

病因知道了，如何调理呢？依然是要从二脉三脏入手。中医将女性子宫称为"胞宫""女子胞"，是生命种子生根发芽的所在。冲脉、任脉始于胞宫，有"冲为血海""任主胞胎"的说法。任脉是阴经经脉的总纲，自不必说。冲脉我们平时提得很少，它是人体奇经八脉之一，与月经有密切联系。《黄帝内经·素问·上古天真论》中有"太冲脉盛，月事以时下""太冲脉衰少，天癸竭，地道不通"的记载，这里的"太冲脉"即是冲脉。冲脉能调节十二经气血，所以也被称为"十二经脉之海""血海"。

穴位处方的选择上，可取腹部的关元、归来，下肢的足三里、三阴交，背部的肾俞、肝俞。关元位于脐下3寸，是任脉要穴，又是足三阴经交会，有调理冲任的作用。归来属足阳明胃经，位于胞宫两侧（在脐中下4寸，距前正中线旁开2寸），可以疏通局部经气、调气理血。足三里、三阴交是常用保健要穴，可补血调经、补脾益肾，使气血之源充沛，月经方能如期而至。肾俞和肝俞是肾和肝的背俞穴，可以补肾益气、疏肝理气。

这些穴位可以按摩、艾灸、针刺、刮痧，可用的方法很多。如果是自己在家保健，我推荐指针按摩或艾灸，尤其是艾灸，方便、省力。可以从月经干净之日开始施灸，隔日1次，灸到下一次月经来潮，一般2个疗程即可见效。腹部和背部的穴位都相距不远，可以用艾灸盒同时施灸，腿部穴位则可以用2个艾灸罐。

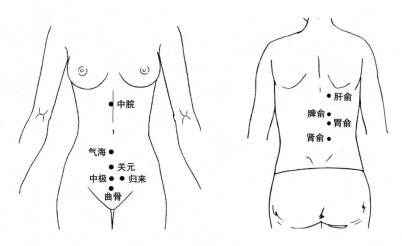

有的女性觉得月经来得早些晚些没关系，但历代中医对月经不调都十分重视，认为调整月经失调是治疗多种妇科疾病最根本的方法之一。宋代陈素庵曾说："妇人诸病多由经水不调。调经，然后可以孕子，然后可以却疾，故以调经为首。"所以，如果你也有月经不调的问题，还是应该及时治疗或调养。

2. 痛经：益气养血，化瘀止痛

秋末的一天，一位年轻的女大学生在同学的陪伴下来到我的诊室。我见她面色苍白、神情痛苦、手按小腹，感觉她十有八九是经行腹痛，也就是常说的痛经，这种病在东汉的《金匮要略·妇人杂病脉证并治》中就已经有记载了。果然，坐下之后还没等我问诊，女学生就说："石医生，我痛经，您快给我看看吧，痛死我了！"

我问她："现在有什么感觉？以前有过痛经吗？"她回答道："我从第一次来大姨妈（月经）开始，就有痛经的问题。小腹又胀又疼，疼得厉害时就吃一两片镇痛药，能缓解很多。最近这半年准备考研，学习比较紧张，痛经就越来越厉害，不仅是小腹，连两边都跟着疼了。"

我问："月经怎么样？是来（月经）之前疼，还是来之后疼？"她说："来之前疼。量比以前少，颜色也比以前深，而且有血块。"

我又问："血块排出来之后，有没有感觉疼得轻一些？"她答：

"嗯，有。"

我继续问她："胸部疼不疼？"她说："也疼，还胀胀的。"

我让她在床上躺好，按了按她的小腹。因为腹痛，所以她有些抗拒。我又看了看她的舌相，舌质黯淡，有瘀点。

结合她的表现和病史，我推断这个女学生应该是原发性痛经[1]。痛经是青年女性常见的妇科病证之一，其主要原因无外乎"不通则痛"和"不荣则痛"两类。中医认为女性健康以"血"为本，脾统血、肝藏血、肾藏精，肝、脾、肾精血充盈，月经才能如期而至，并且疏通畅达。如果经前或经期有气血瘀滞、寒湿凝滞，使气血运行不畅、胞宫经血流通受阻，于是不通则痛，此时属实证；或有肝郁湿热、气血亏虚，使胞宫失于濡养，就会不荣则痛，此时属虚证。辨清痛经的虚实，对治疗是有帮助的。

刚查完体，还没等我开处方，这位女学生就说："石医生，我这是老毛病了，您给我开点儿止痛药就行了，我还得回去复习考研呢。"她同学在一边说："还逞强，你都疼得快下不来床了，还不好好看看。"我笑着问她："小同学，你是愿意以后每次来月经都这么疼下去，还是愿意花点时间调好身体以后都不疼？不要那么急躁嘛，你的同学是为你好，你要谢谢她才对。"

她听了有点不好意思，给同学赔了个不是，对我说："您说得对，我当然想以后都不疼啦。您看我该怎么治，我都听您的。"

---

1 原发性痛经是周期性月经期痛，无器质性病变。还有一类痛经为继发性痛经，是指由于生殖器官发生明显器质性病变引起的痛经，如子宫内膜异位症、子宫腺肌病、盆腔炎等，常伴有其他妇科症状，如排尿困难、异常出血、子宫肌瘤、不孕等。

我说："现在大学生就业难，考研的竞争越来越大，你这个小同学脾气急，让你老老实实坐着学习，肯定不对你的性子。这半年来你耐着性子学习，势必导致情志不舒、肝气郁结。这气不顺了，血也跟着不流通，经血瘀滞在胞宫，所以痛经加重、经中有血块。你这属于气滞血瘀证，可以用艾灸调理。"

于是，我提笔在病历本上给她开了穴位处方，取关元、太冲、三阴交，施以温和灸，每穴每次10～15分钟。《本草从新》中记载："艾叶苦辛，通十二经，走三阴，理气血，逐寒湿，暖子宫，止诸血……以之灸火，能透诸经而除百病。"艾灸有温通经络、活血消瘀的作用，对治疗痛经效果非常好。

三阴交是足太阴脾经、足少阴肾经、足厥阴肝经交会之处，能健脾、疏肝、补肾，三效合一，统调脏腑气血。三阴交有"妇科三阴交"的美誉，对很多妇科疾病都有很好的疗效。这个穴位就在足部内踝尖上直上3寸处。

关元是任脉要穴，主胞宫，灸这个穴位可以补益气血、温通胞宫。

太冲是足厥阴肝经上的重要穴位之一，位于足背侧，当第1跖骨间隙的后方凹陷处。有个简单的取穴方法：以手指沿拇趾、次趾夹缝向上一边移动一边按压，压至能感觉到血管搏动的地方，即是太冲穴。这个穴位能行气活血，气顺了，血随气行，通则不痛。

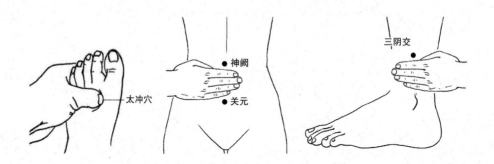

　　除了进行必要的治疗，经期保暖非常重要，应该注意增加衣物，同时不贪食生冷、寒凉、油腻的食物。只有自己爱护自己，才能把痛经彻底赶走。

3. 闭经：辨证分虚实，应对有不同

天底下的父母，没有不操心儿女的终身大事的。现在社会上剩男剩女这么多，当父母的真是愁白了头。这不，前些日子，我的一位老同事来我家串门，家常还没聊几句，就又拐到了女儿不找对象这件事上了。

我同事抱怨道："老石，你说我家那闺女，对象也不找，婚也不结，整天就是忙工作。我给她介绍了十几个小伙子，这个看不上，那个相不中，也不知道挑什么。三十好几的人了，再不找对象，还能嫁出去了吗？"

我劝她道："你也别上火，儿孙自有儿孙福，兴许是缘分还没到。"

她说道："你是不知道，最近这一年，我闺女月经都不来了。你说她连婚都没结就绝了经，我这以后还怎么抱孙子啊？"

我听了感觉很惊讶，她女儿我认识，还没到35岁，这个时候就不来月经，不仅是抱不上孙子，而且说明身体已经出了问题。于是，我对她说："改天你把闺女带来，我给她看看。她这个岁数就闭经，别是身体出了问题吧。"老同事听我这么一说，当下就给女儿打电话，让她来我家。

中医认为女性的月经是气血化生的结果，血随着气运行，气足则血沛，月经才能正常。如果体内气滞血瘀、痰湿阻滞，或者肝肾不足、气血虚弱，月经该来的时候没有来，就是闭经。闭经一般分两种，一种是原发性闭经，是指年龄超过14岁，而第二性征（女性皮肤细嫩、嗓音尖细柔润、乳房隆起、肌肉柔韧）未发育，或者年龄超过16岁，第二性征发育了，但月经尚未来潮；另一种是继发性闭经，是指以前月经周期正常，而近期月经停止6个月以上，或按自身月经周期停止3个周期以上。同事的女儿就属于继发性闭经。

不多时，同事的女儿到了我家，刚进门的时候，我就发现她比上次见面瘦了很多，脸颊凹了进去，锁骨凸了出来。她看起来有些闷闷不乐，跟我问好时勉强笑了笑，没什么精神。

同事拉着女儿在身边坐下，跟她说了让我看看闭经的事儿，没想到她女儿大发脾气，埋怨她把自己的私事告诉了别人。眼看母女俩就要吵起来，我赶紧插话道："你妈妈让你来，是为了你好。不提闭经的事儿，我看你最近瘦了这么多，精神也不太好，身体多半是出了问题。让石伯伯给你看看，调理一下，也没什么坏处嘛。"

同事的女儿见我打圆场，不好说什么，便任由我检查了。我让她在沙发上平躺，按了按她的腹部，感觉胀而硬。她自述有痛感，且越按越疼。我看了看她的舌头，颜色淡红，边上有瘀点。我又跟她聊了聊天，听她讲了很多工作上不顺心的事情。

通过检查和聊天，我对她的情况已经心里有数。要治疗闭经，首先要分清是虚证，还是实证。在明代张介宾的《景岳全书·妇人规》中，就对闭经有了治疗应分虚实立论的观点。一般来说，虚者多为血虚精少，血海空虚，所以无血可下，一言以蔽之就是"底子薄"；实者多为冲任阻滞，脉道不通，所以经血不得下行，也就是"路不通"。看这姑娘的情况，应是情志不畅、肝郁日久，导致气滞血瘀，当属实证。

分清了虚实，治疗上就可以对症施治了。我给她开了一副穴位处方，取肝俞（重刮）、脾俞、肾俞、次髎、血海、三阴交、中脘、关元、中极、归来、太冲，自上而下或自内而外刮痧，采用泻法，每周1次。这些穴位可助精血化生、通调冲任、补益肝肾、活血通脉。

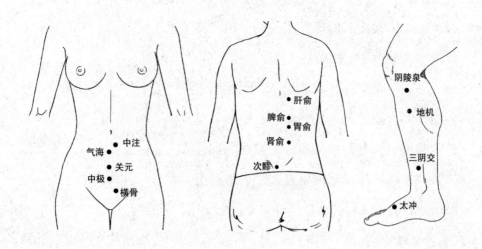

如果是虚证的闭经，可以将穴位改换为气海、关元、中极、天枢、足三里、脾俞、膈俞、肝俞、合谷、太冲、三阴交等穴，用手指

指腹按摩（指针法）或艾灸。整体而言，就是应以"补"为主。

　　按照我的方法，同事回去给女儿刮痧，3周之后，她女儿的月经又来了，而且小腹胀痛的感觉减轻了，精神和胃口也好了很多。继续刮痧1个月，各方面都有了很大的改善。又过了大半年，她女儿的月经已经正常，而且听说交了心仪的男朋友，已经谈婚论嫁，这下同事心头的大石头总算是能落地了。

4. 崩漏：培元益气，调经止血

月经是女性特有的生理现象，顾名思义，应该是以"月"为周期，每个月经历一次。可是，在临床上不难发现，很多女性的月经周期并不规律，甚至有的女病人没有明显的月经周期，一直淋漓难尽。我有一个女病人，三十多岁，是位老师。她来看病的时候，经血淋漓已经一年有余，周期特别不规律，为她带来了很长时间的困扰。不仅两次月经中间没有明显的间隙，经量也时多时少，色红质稀，而且小腹常有空坠感，乏力神疲，手脚冰凉，整个人的状态都不好。

这种经血淋漓不尽的情况，在中医上被称为"漏"或"漏下"，与经血暴下（即"崩"）合称"崩漏"。崩和漏的出血情况虽然不同，但是常互相转化，病因机制也是一样的。《济生方》中说："崩漏之病，本乎一证，轻者谓之漏下，甚者谓之崩中。"所以，临床上对崩漏的治法是一样的。

崩漏之证是冲脉和任脉损伤所致，导致气血不能固摄，与肝、脾、肾的关系最为密切。崩漏是血病。对于暴下的血崩，首先要止血，就是治标，以防止出血过多而虚脱，等血少或止血后再辨证论治，所以中医治疗崩漏有"急则治标，缓则治本"的原则。这位女病人属于漏下，主要是因为工作繁忙、多思多虑导致脾虚而不能统摄、制约经血，所以应当先培元益气，才能调经止血。

　　治疗方面，我建议她使用艾灸的法子。因为艾灸可以温通经络、补中益气，对于恢复脾的统血作用很有帮助。穴位处方很简单，主要取隐白，辅以关元、血海、三阴交、膈俞，采用温和灸的方式即可。

　　隐白是治疗崩漏的经验效穴。《黄帝内经·灵枢·顺气一日分为四时》中有"病在藏者取之井"的说法，而隐白恰是足太阴脾经的井穴，有生发脾气的作用。这个穴位位于足大趾内侧，趾甲角旁开0.1寸，红白肉交际处。灸时以艾条悬于穴位上方，灸10～20分钟，每天3～5次，皮肤潮红烘热即可。

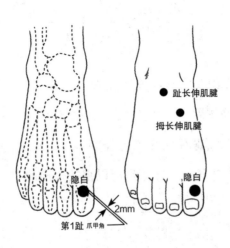

　　关元、血海、三阴交、膈俞是常用的保健穴，可以用隔姜灸的办法，每穴3壮，以不起泡为度，隔天灸1次即可。当然也可以使用艾条灸，方法和灸隐白相同。

　　关元位于脐中下3寸。取血海需屈膝，在大腿内侧，髌底内侧端上2寸，当股四头肌内侧头的隆起处。三阴交在小腿内侧，踝骨的最高点往上3寸处。膈俞在背部，当第7胸椎棘突下，旁开1.5寸处。

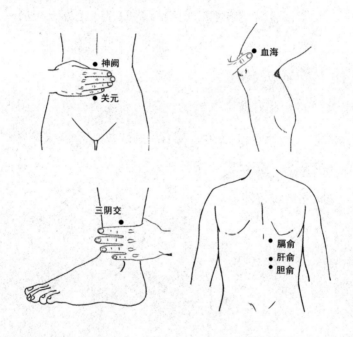

　　这样连续艾灸10天后，这位病人的出血量明显减少，再1周之后，血便止住了。血停住后，乏力神疲、小腹空坠等全身不适也就随之改善了。崩漏的女性以青春期和围绝经期多见，此时卵巢功能和月经周期面临改变，只要合理治疗，都是可以很快痊愈的。

5.带下病：祛湿邪，养脾肾

在人体的十二经络和奇经八脉中，绝大多数经脉都是上下走行的，只有一条经脉是横着走的，这就是带脉。《奇经八脉考·带脉篇》中记载："带脉者，起于季胁足厥阴之章门穴，同足少阳循带脉穴，围身一周，如束带然。"就是说带脉像一条腰带一样，围着我们的腰部走行。中医认为它有"总束诸脉"的作用。如果腰部有赘肉，想减掉腰部的"游泳圈"，平时可以敲打带脉，有疏通腰腹气血、排肠毒的作用。

中医中有一类病，名为"带下病"，这个"带"指的也是带脉。带下病有广义和狭义的区别。《黄帝内经·素问·骨空论篇》中有"任脉为病……女子带下瘕聚"的记载，这里的"带下"是广义的，是指妇科疾病（因为所有的妇科疾病都发生在带脉以下，故以"带下"概之）。《神农本草经》中有"女子带下赤白"，这个"带下"就是狭义的，专指白带的量、色、质、气味发生异常的疾病。

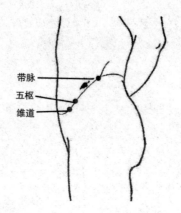

带脉
五枢
维道

我治疗过一位姓赵的女病人，她就患有带下病。为什么对她印象深刻呢？因为她是我用鼻子判断出有带下病的。那天她来到我的诊室，一阵风从她的方向吹过来，我便闻到一股腐臭难闻的气味。虽然心中已经有了判断，但是顾及患者的情绪，我没有先点破，而是像往常一样问她："你怎么了？来看什么病？"

赵女士说："石大夫，我是来看妇科病的。最近这一个多月，我的白带不太正常，量多、发黄，还有很臭的味道。在办公室里坐着，周围都能闻到，总感觉身边的同事对我指指点点，非常尴尬。"

带下病是女性的多发病，其病因以寒、虚、湿热为主，与肝、脾、肾三脏及任脉、督脉、带脉、冲脉都有密切的关系，所以除了白带量、色、质、味的改变之外，还常伴有全身或局部的症状。于是，我又问她："除了白带异常，身体上还有其他不舒服的吗？"

她回答说："有啊。最近时常感觉小肚子疼，下面（阴部）总觉得痒。大便干，小便也发黄，感觉是上火了。还有，下午常常头晕，觉得烦躁，以前这种情况可没有。"

"饮食呢？"我问道，"饭量正常吗？吃得多不多？"她说：

"胃口不好，吃得比以前少。"

我说："你把舌头伸出来，我看看舌相。"一看，她的舌质发红，舌苔色黄而干。

赵女士这种情况属于湿热下注的带下病，是因脾虚湿盛，郁久化热，然后湿热互结，流注下焦，损及任脉和带脉而导致的。所以，我给她开了一副针刺加走罐的穴位处方，取大椎、神道、阳陵泉、三阴交、太冲、八髎，以上穴位（除八髎外）针刺得气后留针30分钟，然后八髎走罐。每天治疗1次，5天之后，赵女士的带下病症状就基本消失了。

大椎属督脉，是三阳、督脉之会，有清热解表的作用，主治全身热证及外感之邪。神道也是督脉的穴位，位于第5胸椎棘突下凹陷中，正好在两侧心俞的正中，是心气的通道，有宁心安神的作用。阳陵泉在小腿外侧，当腓骨头前下方凹陷处，是降浊除湿常用的穴位。

三阴交是足太阴脾经、足少阴肾经、足厥阴肝经交会之处，是治疗妇科病的常用穴之一。除可健脾益血外，三阴交也可以调肝、补肾、安神，应用非常广泛。三阴交在内踝尖上直上3寸处。将拇指外的四指并拢，最宽处的长度就是3寸，这种度量方法叫作"一夫法"，是中医常用的取穴方法。

太冲位于足背侧，当第1跖骨间隙的后方凹陷处（用手指顺着第1、2趾缝往足背方向推，被第1、2跖骨结合部位挡住了的前下方即是）。这个穴位血气旺盛，为肝脉经气所注，与女子月经有关，故名"太冲"。当有头痛、眩晕等症时，按摩太冲有疏肝理气、通经活络、醒脑开窍的功效。

八髎不是一个穴位，而是上髎、次髎、中髎、下髎的合称，位置相当于骶骨上的四对骶后孔。八髎是盆腔内器官的神经、血管汇聚之处，在这里提捏、推拿、按揉、拔罐或艾灸，是自外而内调理胞宫，对于治疗各种妇科疾病都有作用。

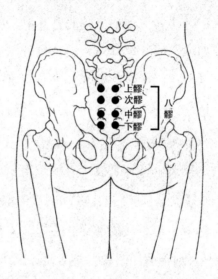

治疗之后，我叮嘱赵女士平时要注意个人卫生，尤其在浴池、泳池等公共场所，更要注意内衣物的清洁，换下的衣服要煮沸消毒。半年之后做了随访，她的带下病再也没有犯过。

6.急性乳腺炎：清热消痈除肿痛

妈妈是最伟大的人，这句话我觉得一点儿也不过分。从十月怀胎孕育生命开始，到哺育婴孩慢慢长大，在这个不长不短的过程中，我见过很多妈妈为了不影响孩子，生病却不敢吃药。其中印象比较深刻的，是前年遇到的一位女病人。她来看病时是产后两个月左右，左侧乳房红、肿、热、痛，触诊可以发现明显的包块，一碰就疼。

通过检查，我诊断她患的是急性乳腺炎。这种病多发生在女性产后哺乳期间，尤其是在第一次当妈妈的女性中更为多见。西医认为乳腺炎是因细菌感染乳腺和乳腺导管组织导致的化脓性疾病，而中医将乳腺炎称为"乳痈"。"痈"是指皮肤和皮下组织的化脓性炎症，"乳痈"即是发生在乳房的痈。

既然是炎症，通常都要进行消炎治疗，但是这位病人非常反对使用抗生素。她说："不瞒您说，来之前，我已经看了几家西医医院，都说要用抗生素。我现在正在给宝宝哺乳，要是打抗生素，我怕会不能继续哺乳。实在没办法，这才来看中医。您要是也没有办法，我就只好挺着了。自己疼，也不能耽误给宝宝喂母乳。"

我虽然很佩服她为人母的牺牲精神，但是这种有病硬挺的态度却不可取。乳腺炎的发展分为初、中、晚三期。初期乳房肿胀、触痛，尚没有明显的肿块，但已经有排乳不畅，而且有恶寒发热、胸闷呕吐等全身症状，称为郁脓期；中期乳房肿块硬结明显，且逐渐增大、持续疼痛，皮肤也会明显发红，并且高热不退，称为酿脓期；晚期乳房肿块破溃、流脓，体温开始下降、肿块消减，称为溃脓期。这位病人已经是中期的酿脓期了，如果不及时治疗，症状会继续加重，到时即使不治疗，也不能继续哺乳了。

我对她说："乳腺炎这个病在几千年前的中医典籍中已经有记载了，那时候没有抗生素，但是中医前辈们一样有办法治好。既然你坚持，咱们就用中医的办法，保证不吃药也能治好你的乳腺炎。"

中医一般认为乳腺炎是由于乳汁瘀积、乳房经络不畅、乳房腺体导管阻塞，导致败乳蓄积、化热而肿痛；或是因情志不畅、肝气不舒，气机不得疏泄，以致胃热壅滞、经络阻滞，故而形成。概括而言，就是胃经积热、肝气郁结、外邪火毒侵入，使乳房的脉络阻塞，排乳不畅，火毒与积乳互凝结肿导致的。既然胃热、肝郁是乳腺炎的主因，治疗也应从疏肝和胃、清热散结入手。

于是，我给她开了一副穴位处方，取膻中、内庭、期门、乳根、肩井、内关、少泽、上巨虚，给予刮痧疗法，在以上穴位周围反复刮拭，直至出痧为止，力度以病人感觉舒适为宜。刮痧可以行气活血、疏通乳管，使乳房中的积乳排出。

　　内庭是胃的荥穴，在足背当第2、3跖骨结合部前方凹陷处，有倾泻胃热的作用。期门是肝的募穴，在胸部，当乳头直下的第6肋间隙，前正中线旁开4寸，可疏肝解郁。膻中和内关是常用穴，可宽胸理气。膻中在前正中线上，两乳头连线的中点。内关在腕横纹上2寸，掌长肌腱与桡侧腕屈肌腱之间。

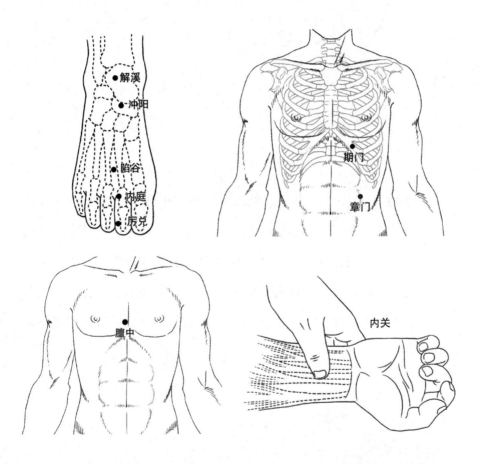

　　肩井是手足少阳、足阳明、阳维脉的交会穴，这些经脉都在胸部、乳房走行，所以是治疗乳腺炎的经验穴之一，有通调各经之气、祛风清热、活络消肿的作用。肩井在肩上，向前和乳头在一直线上，

当大椎穴与肩峰端连线的中点上。

乳根是局部选穴，和少泽配合，有疏通乳房经络、泻热的作用。乳根在乳头直下，乳房根部，第5肋间隙，距前正中线旁开4寸。女性在取这个穴位的时候，可以用手将乳房托起，然后在乳房根部取穴。少泽则位于手指，在小指末节尺侧（外侧），指甲跟角侧上方0.1寸。

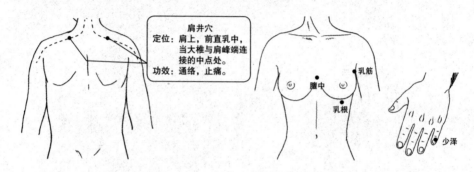

肩井穴
定位：肩上，前直乳中，当大椎与肩峰端连接的中点处。
功效：通络、止痛。

膻中　乳筋　乳根　少泽

这位女病人刮痧一次之后，第二天病情就得到了控制，刮痧6次之后，乳腺炎就痊愈了，没有影响到正常哺乳。病好之后，她来向我道谢。我说："虽然你这种为了孩子牺牲自己的精神很伟大，但以后有病还是及时治疗的好。中医有很多不打针、不吃药的治病方法，是我们老祖宗留下来的宝贝，善加利用，有病治病、无病强身，不是非常有用吗？"

7. 围绝经期综合征: 滋补肝肾, 养心安神

我有一个姓刘的学生, 是个老实且孝顺的孩子, 平时经常随我出诊。有一天下课后, 他有些不好意思地对我说: "老师, 我妈妈最近总说心烦, 明天出诊时, 您能帮她看看吗? "我说: "可以啊。明天你带你妈妈来门诊吧, 我看看怎么回事。"

第二天, 小刘把他妈妈带来了。小刘妈妈看起来四十六七岁的年纪, 脸上已经有些皱纹, 面色发红, 而且有不均匀的色斑。我问她: "平时有什么感觉? "她说: "最近这一年多, 也不知道怎么了, 经常觉得脸热、心慌、出汗, 整天坐立不安的, 特别烦躁。白天不能安心工作, 晚上还失眠, 睡着了也经常做梦。"

我又问她: "经期怎么样? 正常吗? "她回答道: "我停经有半年了。"

"停经之前呢? ""不太正常, 有时候来得早, 有时候来得晚, 没准儿。"

我看了一下她的舌相，舌质淡红、舌苔色白而薄。切了脉，脉搏细数（脉搏变窄、变细，而且速率加快），属于阴虚内热的证候。

小刘妈妈这种情况，基本可以确定是围绝经期综合征，也就是以前说的"更年期综合征"，中医称之为"脏躁"。这种病多见于45～55岁的女性，主要表现是月经紊乱或绝经，出现潮热、汗出、失眠、心悸、情绪不稳定、头晕健忘等症状。《黄帝内经·素问·上古天真论篇》中说："七七任脉虚，太冲脉衰少，天癸竭，地道不通，故形坏而无子也。"就是说，女性50岁左右时，肾气逐渐衰弱，任脉和冲脉虚损，即将绝经，不再具备生育的能力。

经历过围绝经期（更年期）的女性，多少都会有心烦意乱、坐卧难安的体会。为什么会出现这种情况呢？中医理论中有五行学说和藏象学说，认为人体五脏和阴阳五行是对应的，其中肾属水、肝属木、心属火。当女性进入围绝经期，肾水亏虚，不能滋养肝木、制约心火，于是就会出现心悸、烦躁之类的问题。所以说，肾虚是发生围绝经期综合征的主要原因，应该"益火之源以消阴翳，壮水之主以制阳光"。

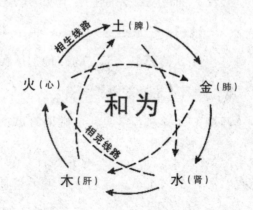

于是，我给小刘妈妈写了一副穴位处方，取气海、关元、百会、风池、风府、神门、内关、足三里、三阴交、太溪、肝俞、肾俞，隔日刮痧1次，7次为1个疗程。

围绝经期综合征主要涉及肝、肾和冲任二脉，所以在施治上也要从这些方面入手。

气海和关元是任脉上的常用穴位，前者在肚脐中下1.5寸，后者在肚脐中下3寸，有补精益气、调理冲任的作用。

三阴交是肝经、脾经、肾经三经的交会穴，和肝俞、肾俞合用，能够调补肝肾。三阴交在小腿内侧，当足内踝尖上3寸，胫骨内侧缘后方。肝俞、肾俞同为足太阳膀胱经的穴位，是肝肾的背俞穴，分别在第9胸椎、第2腰椎棘突下的旁开1.5寸处。

太溪穴是足少阴肾经的常用腧穴之一，在足内踝尖与跟腱之间的凹陷处，有滋补肾阴的功效，主治肾虚证。

神门是手少阴心经的穴位，位于腕部的腕掌侧横纹尺侧端，尺侧腕屈肌腱的桡侧凹陷处，主治心病。内关穴是手厥阴心包经的常用穴之一，位于前臂掌侧，在腕横纹上2寸，掌长肌腱与桡侧腕屈肌腱之间。神门加上内关，可以安神除烦，缓解围绝经期的情绪变化。

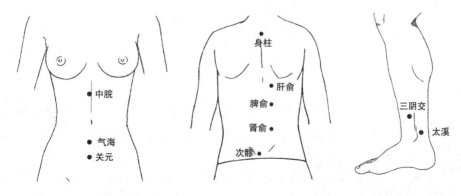

处方写好后，我对小刘说："回家给你妈妈刮痧，一两个疗程就能见效。你妈妈没什么大毛病，就是到了更年期。这段时间，你和你爸爸要多体谅你妈妈，多安慰安慰她，过些时候就没事了。平时可以在家做些莲子百合粥、赤豆薏苡仁大枣粥或枸杞大枣汤，对宁心安神也有帮助。"

回去之后，小刘按照我的方法给他妈妈刮痧。1个疗程后，各种症状减轻；2个疗程后，症状就消失了。

8.子宫肌瘤：活血化瘀，行气消症

前段时间，我治疗了一位女病人。她今年四十多岁，来就诊主要是因为痛经和经量增多。有人以为痛经多发生在年轻女性的身上，其实不然，很多原因都可以导致痛经。我给她做了小腹触诊，觉得小腹部有些胀满，于是让她去做了B超，发现在子宫前壁上有肌瘤。

子宫肌瘤是临床常见的良性肿瘤之一，多见于中年女性，可以单发，也可以多发。子宫肌瘤在中医上属于"症瘕"的范畴。简单地说，就是腹腔内有包块肿物结聚的疾病。

为什么会在子宫里形成肌瘤呢？原因很多，主要是因为经期、产时或产后，风寒湿邪乘虚侵入胞宫脉络；或者是因房事不节、脾气虚弱、郁怒伤肝等因素，导致气滞血瘀，日久便成了症瘕。总之，外因、内因导致脏腑失调、气血失衡就会形成子宫肌瘤。

不管子宫肌瘤是气滞血瘀导致的，还是寒湿凝滞、痰湿瘀阻导致的，治疗上都要活血化瘀，将瘀滞散去，所以刮痧是比较好的办法。

　　我给这位女病人开了一副刮痧的穴位处方，取气海、中极、曲骨、三阴交、蠡沟、中都、太冲、行间、血海这些穴位，隔日刮痧1次，7次为1个疗程。

　　气海、中极、曲骨同是任脉上的穴位。任脉属于奇经八脉，可以调节阴经气血，有"阴脉之海"之称。气海在脐中下1.5寸，中极在脐中下4寸，曲骨在耻骨联合上缘的中点处，3个穴位处于一条直线上，可以一并刮痧。

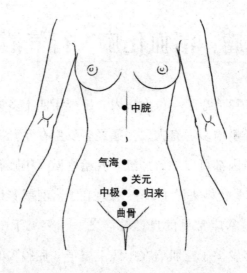

　　蠡沟、中都、太冲、行间都属于足厥阴肝经，其中行间是荥穴、太冲是原穴、蠡沟是络穴、中都是郄穴，均是重要的穴位。足厥阴肝经与情志关系密切，所以在治疗与情志有关的疾病时，常常会用到这条经络上的穴位。行间和太冲相邻，都在足背，前者当第1、2趾间，趾蹼缘的后方赤白肉际处；后者当第1、2跖骨结合部前方凹陷处。蠡沟和中都都在小腿，位于胫骨侧面的中央，分别当足内踝尖上5寸、7寸处。

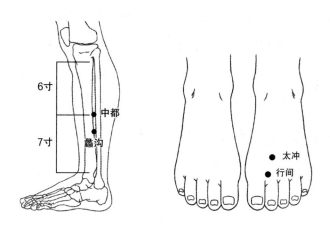

三阴交和血海是足太阴脾经的穴位。脾胃主运化，是人体后天之本，脾气虚弱、痰湿瘀阻也是子宫肌瘤的原因之一，所以要调整脾气。三阴交是三条阴经的交会，在小腿内侧的胫骨内侧缘后方，当足内踝尖上3寸。血海穴是生血、活血、化瘀的要穴。取穴时屈膝，用掌心盖住膝盖，五指朝上，手掌自然张开，拇指向膝内侧约呈45°角斜置，指端下面便是。

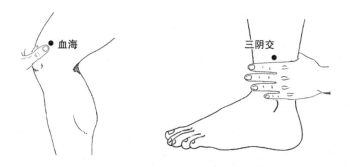

在以上穴位刮痧，以病人感觉舒适为度，刮至出痧。2个疗程之后，这位女病人的痛经明显缓解、经量减少。月经后又刮了2个疗程，之后随访3个月，已经基本痊愈。

　　治疗的女病人多了，我感觉"寒"和"愁"实在是女性健康的大敌，很多女性病都和这两个因素脱不开关系。女性应该注意防寒保暖，尤其是腹部和足部，千万不能忽视。平时还要注意保持心情舒畅，不要为了一些小事不开心，这是在和自己的健康过不去。穿得暖暖的，心情保持好，很多女性病就不会找上门来了。

9. 慢性盆腔炎：利湿化浊、固摄带脉

　　与男性相比，女性的身体构造很特别，尤其是盆腔，经过阴道、子宫、输卵管等部位，是和外界相通的。所以，女性尤其要注意卫生，当心受到外界致病菌的感染。如果感染，往往会造成外生殖器、内生殖器的炎症，严重还会导致盆腔内的结缔组织和腹膜发生炎症，也就是盆腔炎。急性盆腔炎一旦治疗不及时、不彻底，就会迁延成为慢性盆腔炎。

　　慢性盆腔炎在中医上属于"症瘕""妇人腹痛"等证的范畴，不难看出，下腹部坠胀、疼痛是这种病比较明显的表现。我治疗过一位刚刚30岁的女病人，她来就诊前，腹痛已经有3年时间了。她自己描述小腹有持续的隐痛，如果用手按，疼痛就会加剧。除了腹痛，白带也不正常，量多色黄，还有腥臭的气味。查体时，我发现她的子宫活动受限，附件区有压痛，左侧的附件增厚，右侧则可以触摸到肿块。之后我让她做了B超检查，确定在后侧附件区发现了炎性的包块。这都是

盆腔长期炎性刺激导致的结果。

在中医典籍《校注妇人良方》中，明确指出："妇人带下，其名有五，因经行、产后风邪入胞门传入脏腑而致之。"后来经过各代医家总结，认为慢性盆腔炎一般与湿热毒郁、湿阻血瘀、寒湿凝滞、脾肾阳虚有关。由此可见，这个病和"湿"大有关系，治疗上也需要从利湿化浊、固摄带脉来入手。

于是，我给这位女病人开了一副穴位处方，取中极、足三里、三阴交、肾俞、白环俞、水道、子宫、带脉等穴，以刮痧板反复刮拭，直至出痧为止。

中极、水道、子宫、带脉这几个穴位在腹部，可以放在一起刮痧。中极是任脉上的穴位，位于脐下4寸，任脉气血在此达到最高点，是治疗生殖系统疾病的常用穴位。水道属足阳明胃经，位于脐中下3寸再旁开2寸处，主治小腹胀满。子宫是经外奇穴，在中极旁开3寸处，看穴名就知道是和子宫疾病关系密切的穴位。带脉则属足少阳胆经，在侧腹部，相当于第11肋骨游离端下方垂线与脐水平线的交点上，可主治女性经带疾患。

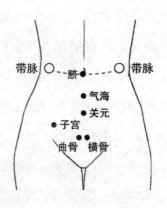

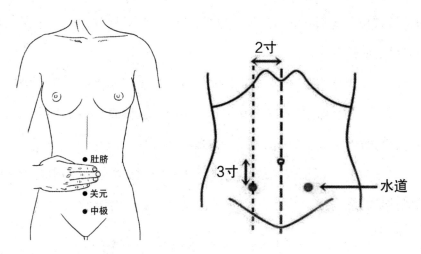

肾俞和白环俞都是背部足太阳膀胱经上的穴位。肾俞在腰部，当第2腰椎棘突下，旁开1.5寸；白环俞在骶部，当骶正中嵴旁1.5寸，平第4骶后孔。前者可滋阴壮阳、补肾益气、利水消肿；后者可温补下元、调理气血。

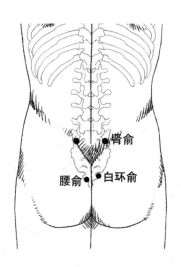

足三里和三阴交在腿部，一个属于足阳明胃经，一个属于足太阴脾经，恰好一个是阳经、一个是阴经，一个属胃、一个属脾，是常用

的补益穴位。尤其三阴交，有"妇科三阴交"的称誉，顾名思义，对于妇科诸证甚有疗效。

取足三里的办法很多，这里我介绍一个比较简单的方法：坐位屈膝，将手掌心正盖在膝关节髌骨上，四指向下伸直，将示指紧靠在小腿胫骨前嵴外缘，中指的指尖抵达的地方就是足三里。

取三阴交可以用一夫法。将拇指之外的四指并拢，小指置于小腿内侧踝骨的最高点，示指上缘（3寸）就是三阴交的位置。

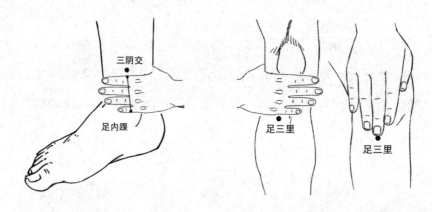

慢性盆腔炎是慢性疾病，治疗需要的时间比较长，需要每天刮痧。这位女病人刮痧治疗5次之后，自己感觉腹痛减轻；刮痧半月之后，下腹痛基本消失了，除了经期还有轻微的胀痛，其余的不适都不见了。复诊时做了妇科检查，两侧的附件都正常了，炎性包块也消失了，效果很好。

慢性盆腔炎是妇科常见病，病程长，容易反复。在治疗期间和平时，要特别注意个人卫生，尤其是在经期。正常情况下，我们的身体对病邪是有抵御能力的，因此经常锻炼身体、提高身体素质也很重要。

第七章

男人病：经穴能帮你重振雄风

1. 遗精：滋肾阴而抑心火，益肾固精是关键

医生当得久了，看一眼诊室进来的病人，有时候就能大概推测出他（或她）来看什么病。如果病人说话遮遮掩掩、表情羞涩，十有八九就是有难言之隐，多是有"私房病"。

有一次，一个二十多岁的小伙子来到我的诊室。我问他病情，他还没说，脸先红了，说话犹犹豫豫的，常常话说了一半就断了。于是我让助手和候诊的病人都先离开诊室，然后重新问他来看什么病。他见只有我自己，这才说出实情，原来他是有遗精的苦恼。

小伙子说："石医生，我是做编程的，今年29岁。大概半年前，我们公司接了一个大项目，大家一起没日没夜地加班干了两个月，特别累。从那个时候开始，我感觉身体一下子就垮掉了。开始是嘴里没味儿，吃不下饭，后来觉得气好像不够用了，说话都没力气，整天这身上酸疼得就像刚跑完马拉松。这些还不算啥，最要命的是不知怎么有了遗精的毛病。白天内裤经常不知不觉就湿了，晚上睡着了就做梦、遗精。

我听人说'一滴精，十滴血'，这样下去我不就完了吗？"

我打量了一下这小伙子，虽然岁数不大，但是面色萎黄，说话有气无力，比我更像老年人。切了下脉，感觉脉搏虚涩无力，身体虚得厉害。

我对他说："小伙子，'一滴精，十滴血'夸张了些，但你这身体太虚了，必须好好调理。"遗精是一种不因性生活而精液遗泄的病证，入梦而遗精称为"梦遗"，无梦或清醒时遗精则是"滑精"。正常男性也会遗精，但一个月一般只有一两次，是精满自溢的正常现象。像他这种白天滑精、晚上梦遗的情况，就是病态了。

在《红楼梦》第十二回中，贾瑞跳进王熙凤设的相思局，文中描写他"不觉就得了一病……白昼常倦，下溺连精"，后来得了道人的"风月鉴"，每次照正面便"遗了一滩精"，三四次之后就一命呜呼了。虽然文学作品中的描写可能有些夸张，但不难看出遗精也是很要命的病。

中医认为遗精主要是因心肾不交、湿热下注、心脾两虚或肾虚等，肾气不固或扰动精室所致。这个小伙子属于哪种情况呢？首先，他经常加班，导致过度疲劳，伤了脾。脾气虚弱，所以运化无力，就没滋味、不爱吃东西。吃得少了，气血的源头断了，气血不足，结果心血亏损，所以出现气短、言语无力。因此，他这种情况属于心脾两虚。心血不足，中气下陷，肾气不固，于是出现了遗精。

《证治准绳·遗精》中说："独肾泄，治其肾；由它脏而致肾之泄者，则两治之。"所以，治疗他的病不仅要从补肾入手，还要调治心脾。我给他开了一副穴位处方，取肾俞、心俞（配穴）、脾俞（配穴）、志室、八髎、关元、大赫、足三里、三阴交、太溪，自上而下或自内而外刮痧，宜用补法。

肾俞、心俞、脾俞均是足太阳膀胱经的穴位，是肾、心、脾三脏的背俞穴，有调理三脏的作用。这3个穴位分别在第2腰椎、第5胸椎、第11胸椎棘突下，旁开1.5寸。

志室穴也是足太阳膀胱经的常用穴之一，位于第2腰椎棘突下，旁开3寸，距离肾俞很近。志室又名精宫，有补肾壮腰、益精填髓的功效，主治遗精、阳痿等肾虚病证。

大赫位于脐下4寸的旁开0.5寸处，是足少阴肾经上的重要穴位。这个穴位可以按摩、针刺、艾灸，可以治疗遗精、阳痿等男性疾病。

八髎是一组治疗妇科病和女性保健的常用穴位，对于男性而言，它的作用同样重要。八髎所在之处是支配生殖器官的神经血管汇聚之处，是调节人一身的气血的总开关，可以治疗男性遗精、阳痿、遗尿。八髎的具体位置相当于骶骨上的4对骶后孔。

关元、足三里、三阴交、太溪都是滋补要穴，之前已经提过很多次，就不再细说了。

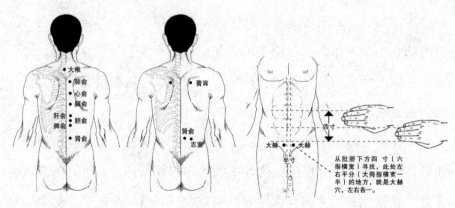

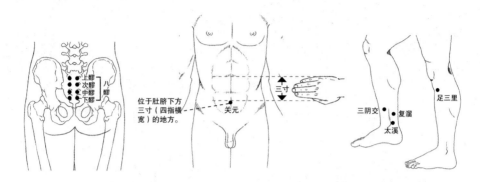

上髎
次髎
中髎
下髎
八髎

位于肚脐下方
三寸（四指横
宽）的地方。

关元

三寸

三阴交
复溜
太溪
足三里

　　这个小伙子做了一次刮痧之后，白天滑精的次数就比往常少了，食欲也好了一些。又刮了几次，白天不再滑精，夜里也不再梦遗了。饮食正常之后，身体慢慢好了起来，也有精气神了。

　　遗精虽然病在肾，但与心、肝、脾的关系都很密切。心主神明，注意放松心情，对治疗也是十分有必要的。类似这样的男性"私房病"，千万不能因为爱面子而拖着不治，尽早就医才是上策。

2. 早泄：补肾固精清湿热，调神定志减负担

前些年，有一次去走亲戚，正好碰见他的儿子和儿媳也在。闲聊的时候知道这小两口正计划要孩子，可是一年多了，儿媳的肚子还不见动静。我发现小伙子面有难色，好像有些话不好当着家长的面说，于是我把他拉到一边，一问才知道，原来这孩子有早泄的毛病。

早泄是男性射精功能障碍中最常见的症状。《沈氏尊生书》中说："未交即泄，或乍交即泄。"这是对早泄非常精炼的描述。正常男性偶尔也会出现早泄的现象，这没问题，但如果持续或反复出现，就是病态的了。早泄不仅影响夫妻生活，甚至会影响生育，所以需要及时治疗。

早泄多是心理因素导致的，少部分和器质性因素有关。中医认为此病主要与心、肝、肾的功能失调有关，是情志所伤、房事不节、先天不足、湿热流注导致的，因此在治疗上要身心同调，在益肾固精的同时，还要注意精神调摄，才能取得好的疗效。

这个小伙子除了早泄，平时腰膝酸软无力、神情疲乏，每天晚上平均要起夜三四次。我诊了诊脉，发觉他脉搏细弱，再看舌苔薄而白。这些都是肾气衰弱的表现，可能是因他先天不足，也可能是因房事不节。

知道了问题所在，就可以对症施治。我给小伙子写了一副穴位处方，取命门、肾俞、关元、中极、足三里、三阴交、太溪为主穴，结合他肾气不固的病因，又加了志室、膀胱俞。在背部、腹部、下肢反复刮痧，以上穴位处加强，直至出痧为止。

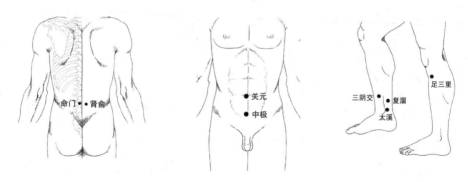

命门、肾俞、志室、膀胱俞都在背部，在刮痧的时候可以一次刮到。

命门属于督脉，位于背部后正中线上，当第2腰椎棘突下凹陷中。中医学认为命门蕴藏着先天之炁，集中体现了肾的功能。对于男性，命门能藏生殖之精；对于女性，命门紧密联系着胞宫，所以这个穴位对两性的生殖功能都有重要影响。

肾俞、志室、膀胱俞均是足太阳膀胱经上的穴位。肾俞、志室位于第2腰椎棘突下，分别旁开1.5寸和3寸处，有补肾壮腰、益精填髓的作用；膀胱俞在第2骶椎棘突下，旁开1.5寸处，可治夜尿。

关元、中极同属任脉，位于下腹部，分别在脐中下3寸和4寸处。任脉起于下腹部正中，足三阴经与任脉相交，手三阴经借足三阴经与任脉相通，所以任脉对一身阴经脉气具有总揽、总任的作用。

足三里、三阴交、太溪在腿部。足三里是足阳明胃经的主要穴位，它有理脾胃、调气血、主消化、补虚弱的功效。中医讲足三里"合治内腑"，即是说六腑之病皆可用足三里来治疗。这个穴位位于膝关节外膝眼下四横指、胫骨边缘的位置。

足部三条阴经（足太阴脾经、足少阴肾经、足厥阴肝经）中的气血物质在三阴交交会，因此三阴交的应用非常广泛，除是妇科要穴之外，还可健脾益血、调肝补肾、安神助眠。三阴交就在小腿内侧，位于踝骨最高点上3寸处。

太溪穴是足少阴肾经的常用穴，在足踝的内踝尖与跟腱之间的凹陷处。太溪是足少阴肾经的原穴，主治肾虚证。

在这些部位刮痧，一般一两周的时间就可以看见疗效。除了刮痧之外，在早泄的治疗中，注意精神调摄、节制房事也是很重要的。过度紧张、过分激动，或者恐惧房事，常是加重早泄的心理因素，因此男方要放下心理负担，放松精神，只有精神压力减轻了、不良情绪缓解了，才能取得理想的治疗效果。

3. 阳痿：补肾阳、壮肾气，让宗筋强壮起来

中医对人体的认识很有特点。西医对人体的认识是建立在解剖的基础上的，比如血管、淋巴、神经等人体的网络，都是可以真实看见的。而中医则不同，一些中医概念与西医存在很多大的差别，比如五脏六腑、经络等。中医认为，在人体中还有一套有别于经络的循行系统，这就是宗筋。

中医认为，宗筋是循行于体表的一套系统，从四肢末端起始，上行于上肢的腕、肘、腋和下肢的踝、膝、股之间，连贯于肌肉间，终结于头面，会合于前阴部。《黄帝内经·素问·痿论》中说："入房太甚，宗筋弛纵，发为筋痿，及为白淫。"所以，宗筋也常用来指男性的生殖器。

《黄帝内经·素问·上古天真论》中讲，男子"七八肝气衰，筋不能动，天癸竭，精少，肾气衰"。意思是男性56岁之后，肝气衰竭，筋不再能灵活运动，可见宗筋和肝的关系很密切。除了因为上了

年纪而肝气衰影响性功能之外，年轻人如果肝失条达，也会影响性功能，最常见的就是勃起功能障碍，也就是常说的"阳痿"。

我治疗过这样一个男病人，二十多岁，才结婚一个多月就来看阳痿的毛病。这个病通常和思虑过度、纵欲过度等有关系，于是我就问他是不是有什么心结或者有什么不好的习惯。他说结婚前和恋人因为同房的事情发生过口角，一直情绪不畅，所以婚后才有了这个问题。很明显，这个病人就是因为肝气郁结导致气机不畅，所以宗筋不运而导致阳痿。

有鉴于此，我给他开了一副可以益宗筋、调气血的穴位处方，取心俞、肝俞、脾俞、肾俞、次髎、关元、曲泉、复溜、三阴交为主穴，再配太冲以舒肝郁，采用刮痧的方法治疗，每日1次。

阳痿这种病病在宗筋，宗筋的功能有赖于肝、肾、脾经血的滋养。此外，心是君主之官，心火先动，才能行阳事，所以心的功能也与宗筋有关系。心俞、肝俞、脾俞、肾俞是对应脏腑在背部的俞穴，在这些穴位刮痧，可以使气血充足而濡养宗筋。这4个穴位相距不远，都在背部脊椎棘突下旁开1.5寸的地方，心俞对应的是第5胸椎，肝俞对应的是第9胸椎，脾俞对应的是第11胸椎，肾俞对应的是第2腰椎。

次髎也是足太阳膀胱经上的穴位，位于髂后上棘与后正中线之间，适对第2骶后孔。这个穴位常用于治疗男性的性功能障碍。

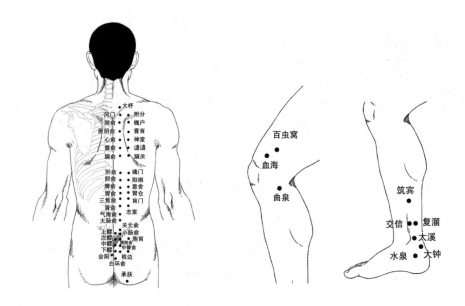

曲泉是肝经合穴，是沟通肝肾的要穴，可补肝经虚证。屈膝时，这个穴位在膝内侧横纹端上方凹陷中。

复溜位于小腿内侧，脚踝内侧中央上两指宽处，在胫骨与跟腱间。这是肾经上的经穴。

关元、三阴交是常用的保健穴位，有滋补功效。关元在脐中下3寸处。三阴交在小腿内侧，当足内踝尖上3寸，胫骨内侧缘后方。

太冲是足厥阴肝经上的重要穴位，不仅可以疏肝解郁，而且经常按摩有增强性功能的作用。太冲位于足背侧，第1、2跖骨结合部之前凹陷处。

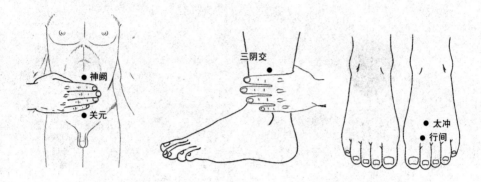

　　这位病人在我这里经过一周治疗，基本恢复了正常，可以和妻子正常同房。有些人患了阳痿想要通过伟哥等壮阳药物来解决，这是不可取的。阳痿通常和精神因素关系很大，注意调节情绪、劳逸结合，并且注意个人卫生，禁止房事无度，通常都是可以治好的。

4.增强性能力：拇指指腹按压太冲

　　常言道："十年修得同船渡，百年修得共枕眠。"缘分固然重要，可这"共枕眠"要是出问题，我看修行千年也是白费功夫。前不久，有位四十出头的女士就偷偷跑到我的诊室，来给丈夫求药。

　　这位女士说："石大夫，我想请您给我先生开一服药。"

　　我就问她："您先生有什么健康问题？他本人来了吗？"

　　她回答道："他没来。我和我先生是大学同学，结婚快20年了，一直很好。可是最近他精力大不如前，尤其是夫妻生活方面，几个月都没有一次。我怕他是有什么病，想让他来看看，可是他这个人爱面子，死活也不来。没办法，我只好背着他自己来，求您给想想办法，开服药调理调理。"

　　我问了问她先生平时的一些表现，然后对她说："中医用药讲究对症，他本人没来，我可不能随便开药。听您的描述，您先生可能是最近劳累过度、压力较大，才出现的精力减退。我先教您个不吃药、不花钱的办法，您回家试试。"

这个办法其实非常简单，就是指压按摩太冲穴。

太冲这个穴位在《黄帝内经·灵枢·九针十二原》中有记载："阴中之少阳，肝也，其原出于太冲，太冲二"，是足厥阴肝经的腧穴、原穴。一般这样的穴位都是非常重要的，事实也确实如此。中医典籍《皇帝明堂经》中说："（太冲）主腰痛少腹满，小便不利如癃状，羸瘦……男子疝，精不足……"说明太冲主治前阴、少腹、胸胁及咽部等足厥阴经脉所过之处的病证，应用非常广泛。曾有学者做过统计，太冲可以治疗24种内科疾病和19种外科疾病，尤其在治疗肝胆系统疾病中起到重要的作用。

太冲在哪里呢？在足背。找这个穴位的时候，我们可以坐在板凳上，用手指沿足拇趾、次趾的夹缝向上移压，压至能感觉到动脉搏动，就找到太冲了。

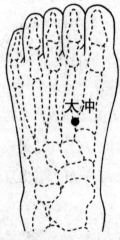

在按摩太冲之前，我们要做好一些准备。首先，让呼吸变慢、变深，使身体和头脑放松下来。其次，在手上涂抹一点儿润肤露或者按

摩油，起到润滑的作用。然后，找到太冲，用拇指指腹按压6秒，放松，再按压6秒，重复10次，之后换另一只脚。在按摩时要逐渐用力，由轻到重，直到足背产生酸胀的感觉。如果在按摩的过程中感觉兴奋，也不要急于过夫妻生活，最好先休息一下。

中医认为，肝有调节精室的作用。精室是什么呢？就是男性藏精之所。肝是讲究疏泄、条达的脏腑，它与肾的闭藏协调、平衡，则精室开合适度，男性的性欲和生殖机能就正常。如果疏泄不及，就会出现性欲低下、阳痿、少精之类的问题。经常按摩太冲，能调节肝的疏泄，还能排解心中的郁闷，让人充分放松并享受夫妻生活的欢愉。

这位女士用我教给她的办法回家为先生按摩，效果很好。她先生发觉自己一直以来忽略了妻子的感受，很惭愧，于是积极配合妻子，一面坚持按摩，一面推掉了很多工作，并养成了运动的习惯。现在他们的感情更深了，她说好像回到了初恋的时候。

5. 腰膝酸软：按摩太溪可强健腰膝

中医常讲"肾气足，百病除"，可是随着年龄越来越大，身体总是要走下坡路的。别看我是做医生的，但因为每天的工作基本上都是坐着，运动不足，身体往往更容易"生锈"。很多同行也和我一样，每天工作之后，常常腰膝酸软，这是肾气受损的表现之一。

肾是"先天之本"，人体的元阴和元阳都源于此，所以肾是"元气之源"。老子在《道德经》中说："天之道，损有余而补不足。"人体的变化同样遵循着这样的规律。年轻的时候，肾气足，不知道累；年老的时候，肾气衰弱，状态一天不如一天。如果我们可以自己补肾助阳，就可以延缓衰老，这就是健康的"人之道"。

对于补肾，我有个自己的小习惯，就是经常按摩太溪。

太溪这个穴位是足少阴肾经的原穴，是"回阳九穴"之一，具有提高肾功能的作用。经穴中的原穴，是指脏腑元气经过和留止的腧穴，临床上主要用于脏腑疾病的诊断和治疗。在古代，医生常用太溪来判断病人是否还有救，有"断生死"的作用。如果在这个穴位能摸到脉搏，说明病人肾气未竭，还有救；如果没有脉搏了，就说明病人很危险了。

十二经均有对应的原穴，而太溪作为足少阴肾经的原穴，经水在这里真正表现出肾经气血的本源特性。有人把太溪比作汇聚肾经元气的"长江"，是肾气最旺的位置，可见太溪对于补肾滋阴的重要。

太溪的位置很好找，就在我们的脚踝附近。取穴时，把足底放平，太溪就在脚踝后下方与脚跟骨筋腱之间的凹陷之处。这个穴位我们自己就能摸到，所以很方便进行自我按摩。

按摩时可以盘腿正坐，用左手拇指的指腹按压右侧太溪，向下按压的同时先顺时针方向旋按20次，再逆时针方向旋按20次，然后以相同的手法用右手拇指的指腹按压左侧太溪。力度由轻到重，每次按揉5分钟就可以。如果家里有按摩棒，也可以用按摩棒来按压，更省力。

中医有"子午流注"的理论，简单地讲，就是不同的经脉中的气血在不同的时辰也有盛有衰。下午17～19点是肾经的流注时间，所以此时按摩的效果更好。

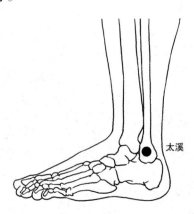

太溪

太溪具有滋肾阴、补肾气、壮肾阳的功能，要补肾回阳、修复先天之本，就得从太溪开始。我常年坚持按摩太溪，得益于此，很少遇到同龄人那样腰膝酸软的问题。如果你有肾虚、腰痛之类的问题，不妨试试我的这个小办法吧。

6.尿潴留：通癃闭，不能脚痛医脚

有句老话叫"活人怎么能让尿憋死"，意思是总能找到解决问题的办法。不过，在临床上，我还真碰见过差点儿让尿憋死的病人。

那还是在30多年前，我接诊了一个60岁的男病人。来的时候，他已经不能自己行走，是被4个大小伙子抬进诊室的。刚把他在治疗床上放下，其中一个小伙子就非常着急地对我说："大夫，您快救救我们老师吧，他已经3天没尿尿了！"

我一听吓了一跳，这还得了，3天没排尿，膀胱得胀成什么样！我问那个小伙子："憋尿已经3天了，怎么才送来呢？这多危险啊！"小伙子说："来您这儿之前，我们在别的医院看过，都说老师有前列腺肥大，打针、吃药、按摩、针灸都做了，可是不好使。后来医生说要导尿，但是老师坚决不同意，我们没办法，这才来到您这里。"

顾不得多问，我赶紧来到病人身边，只见他表情痛苦、呻吟不止。让他平躺之后，小腹隆起很明显，轻轻按压病人就说疼，可见膀胱里憋了很多尿液。我带上手套，给他做了一个前列腺触诊，发现肿大明显，前列腺质地较硬，表情光滑。病人果然有前列腺肥大的病史。

我还发现，除了憋尿之外，他的呼吸很急促，好像喘不过来气。我用听诊器听了听他的呼吸，呼吸声音很粗，而且有干鸣音。询问之后，我得知原来这位老师有七八年的喘息性支气管炎病史。这种情况在老师当中比较多见，可能跟经常接触粉尘（粉笔灰）有关系。

我要来之前就诊的病历本，发现之前医生的处置都是按照前列腺肥大来治疗的。前列腺肥大这种病多发于老年男性，现在一般采用性激素对症治疗，后期通常采用手术治疗。但是这位病人的情况，却不应该仅按照前列腺肥大来治疗，因为当务之急是治疗癃闭，让小便排出来。

癃闭是什么呢？很多人可能不了解，但如果说"尿潴留"就容易理解了。癃闭是中医的说法，"癃"的病情较缓，一般是指小便不顺畅、短少而点滴；"闭"的病情则较急，小便不通，想尿尿不出来。很显然，这位病人就是癃闭中的"闭"这种情况。

原来中医普遍认为癃闭的病因在膀胱，如《黄帝内经·素问·宣明五气篇》中就认为"膀胱不利为癃"，所以治疗上都是以通利为主。但随着中医的发展，对病机的认识越来越深入，已经从膀胱这个局部拓展到了人的整体，形成了三焦水液代谢的理论。简单地讲，就是肺是水的上源，可通调水道；肾是水的下源，能蒸化水汽；脾是水湿运化的基地。

就以这位病人为例，他有七八年的支气管炎的病史，这就伤了肺气；肺主宣降，是水的上源，伤了肺气后水道通调不利，于是导致膀胱气化失调，这才出现了小便不通，所以病源不在前列腺，而在肺。

辨清了这点之后，我给这位病人开了穴位处方，取内关、人中、秩边（透水道）、列缺、尺泽、天突、中极、归来、关元这9个穴位，留针40分钟。起针后，病人的咳喘症状明显好转，20分钟后就解了小便。

由此可见，虽然癃闭是"下三路"的问题，但治疗上不能只着眼于膀胱或者前列腺，而是要纵观全身，从理肺、扶脾、治肾这三个原则入手。

癃闭继发于咳喘，根源在肺气不利，所以选取了手太阴肺经的穴位列缺、尺泽来宣通肺气。列缺在人体前臂桡侧缘，桡骨茎突上方，腕横纹上1.5寸。尺泽位于人体的手臂肘部，取穴时先将手臂上举，在手臂内侧中央处有一根粗肌腱，肌腱的外侧即是。

天突是任脉上的穴位，可以利咽喉、调肺气。天突位于颈部，当前正中线上，在左右胸锁乳突肌之间，胸骨上窝中央。

秩边是足太阳膀胱经的穴位，可以治疗本脏腑疾病。此穴位置平第4骶后孔，在骶正中嵴旁开3寸。

中极、归来分别来自任脉和足阳明胃经，可以利水、通小便。中极在下腹部，前正中线上，当脐中下4寸。归来和中极在同一水平线，距前正中线2寸。

关元是常用的保健穴位，可以助气化、通小便。位置很好记，在脐下3寸。

内关、人中可醒脑调神，恢复神经中枢对排尿的指挥功能。内关在腕横纹上2寸，掌长肌腱与桡侧腕屈肌腱之间。人中位于上嘴唇沟的上1/3与下2/3交界处。

　　这9个穴位合用，才能标本兼治，取得立竿见影的效果。

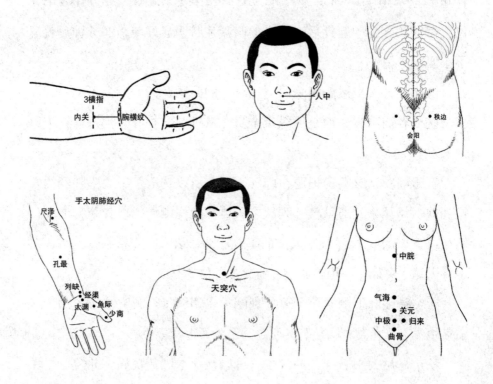

第八章

小孩病：捏捏小手病就消

1. 体弱受寒，试试推三关

俗话说"可怜天下父母心"，家里的孩子要是生病了，爸爸妈妈常常比自己生病了还担心。可是，孩子从小到大哪有不生病的呢？有时候洗澡不注意，或者出去玩一身汗受了风吹，再或者季节更替时没有及时增加衣物，孩子就可能有个头疼脑热。中医认为孩子肌肤柔弱，"卫外不固"，就是说免疫力低，对外邪的抵御能力较差，所以容易生病，尤其是容易感受风寒。

孩子生了病，家长往往不愿意立即给孩子吃药，更别说打针、打点滴了。可是又不能硬挺着，怎么办呢？这时候，不如学点儿中医推拿，在家帮孩子按一按、推一推，往往有出人意料的疗效。每年春秋之际，都有很多家长带孩子来看感冒、咳嗽，我在开药之前，都会教家长一招"推三关"。

推三关是中医儿童推拿常用的方法之一。推三关性温热，能益气行血、温阳散寒、发汗解表，主治一切虚寒病证。操作也很简单，方便家长掌握。

三关在哪里呢？陈氏《小儿按摩经》中说三关位于前臂桡侧缘。"桡侧""尺侧"是医学上常用的词汇，说直白一点儿，将手臂伸直，掌心向前，靠近身体的一侧就是尺侧，远离身体的一侧就是桡侧，所以有句顺口溜叫"里尺外桡"。自腕横纹（阳池）至肘横纹（曲池）的一条直线，就是三关。

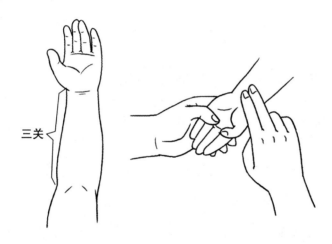

家长在推三关时，可以一只手握住孩子的小手，避免孩子活动，然后用另一只手推。推三关采用的是直推法，可以用拇指的指腹或桡侧缘，也可以将示指、中指伸直并拢，用两指的指腹。推的次数一般为100～300次。

推的时候要注意两点：一是要单方向（由手腕推向肘部）沿直线推，不能来回推；二是在推之前涂抹一些滑石粉或者玉米淀粉，以避免损伤孩子柔嫩的皮肤。

怎么样，是不是很容易掌握？和受寒有关的疾病，都可以用推三关的方法来应对。学会了这一招，家长就不用在孩子受寒后手足无措了。

2.发热无汗，掐一掐二扇门

有一天晚上，已经很晚了，我正要睡觉，没想到房门被人敲得咚咚响。我披上衣服，开门一看，是邻居小两口抱着刚3岁的孩子。孩子两个脸颊红通通的，但不是那种健康的白里透红。

小两口特别着急，说："石医生，太对不起了，这么晚来打扰您。我们实在是没办法。求您快给看看，我孩子发高烧了！"

孩子依偎在妈妈的怀里，很没有精神。我摸了摸孩子的额头，滚烫滚烫的。然后我用体温计量了一下，39.8℃，果然是高热。我又摸了摸孩子的后背，虽然很热，但是干干的，没有汗。

有经验的父母会知道，孩子发热，常常是没有汗的。一旦出汗了，体温也会很快降下来。所以，要让孩子先把汗发出来，这样体温才能控制住。

中医小儿推拿中，有一个发汗的效法——捏揉二扇门，有发汗透表、退热平喘的作用。《推拿仙术》中就说："揉捏二扇门发汗用之。"治疗发热、感冒、咳嗽、喘促等，都可以用揉掐二扇门这个法子。

二扇门在哪里呢？就在孩子的手背上。具体说，在手背中指根部两侧的凹陷中，左右各一个。还有一个简单的办法，就是让孩子握拳，示指、中指、无名指三指中间的凹陷处就是了。

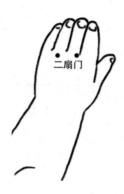

按摩二扇门一般用揉和掐的手法。这两种手法都很简单，每个人都会用。揉法一般用于点状穴位。注意揉的时候手指不能离开皮肤，也不能和皮肤发生摩擦，而是吸附在穴位上做顺时针或逆时针的旋转揉动，而且顺时针、逆时针的揉动次数一般是相同的。揉法的作用多偏向于补或清补。

掐法是用拇指指甲切按的一种手法，因为刺激强度较高，所以不宜长时间、反复使用。掐二扇门的时候，拇指应该是垂直向下压，不能抠动，以免掐破孩子的皮肤。揉法和掐法经常一起使用，可以缓和掐法带来的疼痛。

我双手握着孩子的小手，先用拇指指甲掐了二扇门三五分钟，之后又快速揉了100下。不一会儿，孩子开始出汗，温度也降了一些。小两口见孩子舒服了不少，悬着的心终于落了下来。

他们一个劲儿地向我道谢，我摆摆手，这不过是我作为医生的分内之事。我把揉捏二扇门的方法教给了小两口，并且嘱咐他们随时观察孩子的变化，如果高热不退，最好还是尽早去医院做详细检查。

3. 小儿呃逆，试试清胃经、推板门

打嗝是生活中非常常见的现象，一般当我们吃得太快、太饱，或者食用了很热或很冷的食物或饮料之后，就会打嗝，相信每个人都有过类似的经历。可是，如果打嗝频繁，或者持续很长时间，就属于病态了，中医将这种打嗝不能自止的情况称为"呃逆"。

我治疗过一些呃逆的孩子，发现呃逆与饮食不当、脾胃虚弱有密切关系。比如我治疗过一个七八岁的小男孩，他白天上体育课的时候跑步，出汗后受了凉，于是开始不停打嗝，用了很多办法都止不住。去看了消化科，也去了儿童医院，但是治疗效果都不好。孩子呃逆不止，非常痛苦。后来，孩子妈妈带着孩子找到我。

这个孩子身体比较瘦弱，孩子妈妈说他平时吃得很少，还有便秘的毛病。我摸了摸他的肚子，肚子软，体温、呼吸、脉搏也正常，所以考虑这个孩子属于脾胃虚寒型小儿呃逆。我说止呃逆可以用针灸，也可以用推拿，由于孩子惧怕针灸，于是采用了推拿的方法。

小儿推拿属于物理疗法，在中国有着悠久的历史。中医认为，呃逆是胃气上逆动膈引起的。通过推拿可以温脾散寒、疏经通络，让孩子恢复正常气机，呃逆自然就止住了，而且长期坚持能帮助体弱的孩子改善体质。对于治疗呃逆，可以清胃经、推板门，这都是常用的手法。

小儿推拿所说的胃经和十二经络中的胃经不一样，前者在孩子拇指近端指节的掌面，向指根方向直推为清，称清胃经。清胃经能清脾胃的湿热，有和胃降逆、泻胃火的功效，可以用于治疗恶心、呕吐、呃逆、嗳气、食欲不振等症。每次要按摩100次左右。

板门位于手掌大鱼际平面，是小儿推拿中特有的穴位。板门有健脾和胃、消食化滞的功效，一般用于小儿消化不良、食积导致的食欲不振、腹胀、大便不调等症状。用推法自指根推向手腕（腕横纹），称为板门推向横纹；反之，称为横纹推向板门。板门推向横纹可止泻，横纹推向板门能止呕，来回推可调整脾胃功能。一般也是推100次左右。

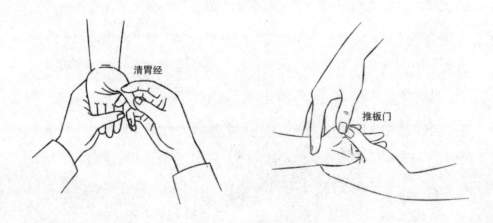

清胃经　　推板门

推拿之后，小男孩的呃逆停止，观察半小时后也没有复发，孩子妈妈对治疗效果非常满意，不住向我道谢。我让学生把刚才用到的手法教给孩子妈妈，以后就可以在家给孩子推拿了。这个孩子脾胃比较弱，需要坚持推拿。小儿推拿安全、实用，特别适合小儿腹痛、腹泻、食积、便秘、呃逆等脾胃不调的治疗和保健。我还提醒孩子妈妈，孩子的体质较弱、饮食偏少，所以比别的孩子更容易感受寒、热等外邪的侵袭，以后要多注意才行。

4.腹痛肠鸣，掐揉一窝风止痛散寒

　　和成年人相比，孩子的身体比较弱，对于外邪的抵御能力也差很多。有时候稍不注意，孩子就会着凉生病。我出门诊时，经常会碰到肚子受凉而腹痛的孩子。这些孩子不是喝了冷饮、吃了冰棍，就是外出或睡觉时露了肚子而受凉。腹痛的孩子肚子经常会咕噜咕噜地叫（即有肠鸣音），有的还会拉肚子。

　　有一次我去银行办事，等待时，旁边的一个孩子一直在吃冰激凌，吃了一个又一个。没过一会儿，孩子就喊肚子疼。他妈妈急得没办法，手忙脚乱地就要带孩子去医院。我跟她说："我是医生，我先给你看看吧。先止疼，让孩子少受点儿罪。"银行里不像诊室，什么工具也没有，我就用推拿的办法给孩子按摩。

　　对于这种受了寒凉而导致的腹痛，小儿推拿中有一个好方法，那就是捏揉一窝风。这个"一窝风"可不是我们常说的形容一群人一起做什么的"一窝蜂"，而是一个穴位，更是止腹痛的要穴。《小儿推拿广意·阴掌九穴疗病诀》中说，一窝蜂能"掐之止肚疼，发汗去风热"。

这个"一窝风"在哪里呢？就在孩子的手腕背侧，具体位置是在手腕背横纹的正中处，向上直对中指，左右各一。让孩子屈手腕，在手背掌根部的中央可以摸到一个凹陷处，这即是一窝风。

用中指指尖揉，或用拇指指甲掐，都可以起到刺激穴位的作用，一般揉100～300次，掐3～5分钟。掐揉一窝风有温中行气、发散风寒、止痹痛的作用，对于寒凝经络引起的疼痛有很好的治疗效果。

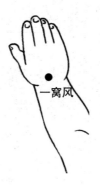

一窝风

除了捏揉一窝风外，治疗腹痛还可以与拿肚角、摩腹合用。肚角是指脐下2寸处旁开2寸的大筋。拿肚角，就是用拇指、示指、中指三指相对用力紧捏肚角的部位，3～5次即可，不可过多。拿肚角也是止腹痛的要法，对各种原因引起的腹痛均有效，特别是寒痛、伤食的腹痛。

给孩子推拿了不到10分钟，他的腹痛就好了很多。我对孩子妈妈说，孩子是吃了太多冷饮而腹痛的，以后千万要注意，不能再这样饮食不节了。孩子脾胃弱，当妈妈的要约束孩子，让孩子养成良好的饮食习惯才行。

5. 孩子便秘，温热双手揉摩肚脐

有一年十一假期刚过，一位年轻的妈妈带女儿来看病。小姑娘胖乎乎的，特别可爱。她跟妈妈来天津走亲戚，住了半个月，没想到出现了便秘的问题，每天拉羊粪蛋一样的粑粑，特别费劲。没办法，妈妈只好带她来看病。

小儿便秘是比较常见的疾病。有的是因为孩子饮食结构单一；有的是因为生活不规律，没有养成按时排便的好习惯；也有的孩子是因为脾胃虚弱，结果肠道津液耗损，传导无力而出现便秘。

出现便秘的孩子一般大便干燥坚硬，排便的次数减少，两便之间的时间间隔比较长。还有的孩子大便不硬，但是排便不畅，这也属于便秘。这正好对应中医对小儿便秘的两种辨证。

中医将小儿便秘分为实秘和虚秘两种。实秘主要是饮食不当引起的。实秘的孩子除大便干结外，还有面赤身热、噫气泛酸、烦热口臭、纳食减少、腹部胀满、口干唇赤、小便黄少、舌苔厚腻或黄燥等表现。而虚秘的孩子大便并不硬，虽然排便用力，但是排不出来，而且孩子瘦弱、神疲气怯、面色苍白无华、舌苔薄白。

这两种便秘的孩子，在治疗上，都可以采用摩腹的办法。摩腹之前，先将手掌搓热，按在孩子的肚脐上，然后用手掌掌面或四指轻贴腹部，围绕肚脐做顺时针方向环行抚摩5分钟，直至感觉孩子腹部发热、变软即可。这个按摩的方向不能错，应该是顺时针，这和腹内的肠道走向是一致的。摩腹有调和脾胃、降逆消导、补脾健胃的功效，能促进肠道的蠕动。摩腹一般每天1次，5天为1个疗程，对于便秘急性期1～2次即可见效。

在给孩子摩腹之前，手上蘸一些滑石粉或玉米淀粉，可以起到保护孩子肌肤的作用。

除了摩腹，按揉胳膊上的阳池也是有效的办法。膊阳池穴是治疗便秘的主穴之一，就在腕背横纹上约三指的中间处。用拇指旋转按揉1～2分钟，可以两手同时进行，力度要稍大些。

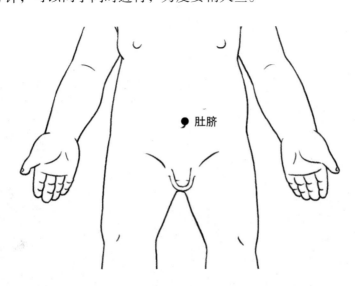

肚脐

　　治疗小儿便秘，光靠按摩推拿是不够的，一定要让孩子养成定时大便的习惯。此外，要改变孩子单一的饮食结构，做到不偏食、不挑食，多吃粗纤维食物，适量进食高蛋白食品。如果便秘的孩子同时有脱肛或肛裂，就不能擅自在家里处理了，必须到医院进行治疗。

6. 宝宝腹泻，推大肠、补脾土可以止泄泻

夏季和秋季是食物最为丰富的季节，这个时候很多新鲜蔬菜、瓜果上市，家长也喜欢买给孩子吃。食物新鲜是好事，但如果不注意卫生，给孩子吃了没有洗干净的蔬果，往往会导致孩子腹泻。尤其是现在很多地方流行采摘，刚摘下来的蔬菜水果没有好好清洗就喂给孩子，更给腹泻的发生制造了机会。

我在门诊经常会碰到吃坏了肚子的孩子。孩子的脾胃不比成年人，运化能力弱，不卫生的饮食会使脾胃受损而导致泄泻。孩子经常会腹胀、腹痛，每日大便次数增加，大便稀得像水一样，里面还有没有消化的食物。《幼幼集成·泄泻证治》中说："夫泄泻之本，无不由于脾胃。"可见，腹泻的病变主要在脾胃。胃是受纳食物的器官，而脾主运化，一旦脾胃生病了，食物进入胃中不消化，堆积在孩子的肚子里，就要腹痛、腹胀，大便中就会有不消化的食物残渣。

在小儿推拿中，治疗腹泻首选大肠经和脾经。

大肠经在示指桡侧（即示指外缘），自指尖至虎口成一直线。一般单向推200次左右，每日1次。《小儿推拿方脉活婴秘旨全书》中记载："大肠侧推到虎口，止泻止痢断根源。"也就是说，从示指的指端直推至虎口有止泻的作用，属于补法，称为"补大肠"。如果是从虎口推向指端，作用则正好相反，属于泻法，称为"清大肠"，常用于小儿便秘的治疗。

"清大肠"，还是"补大肠"，需要看孩子具体的情况。如果孩子腹泻的同时有腹胀，泻后腹胀缓解，那就要清大肠，让肠道中的污秽尽快排出来。如果孩子没有腹胀，就不要清大肠，而是应该补大肠来止泻。

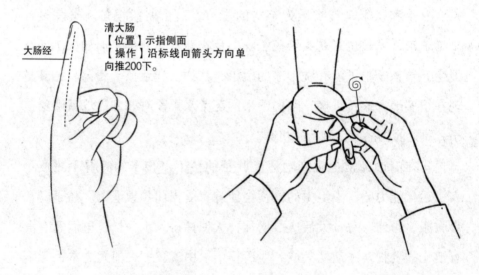

大肠经

清大肠
【位置】示指侧面
【操作】沿标线向箭头方向单向推200下。

脾经在拇指的指腹（即末节螺纹面）。顺时针方向旋推拇指指腹为"补脾经（土）"，由指端向指跟方向直推拇指指腹为"清脾经"。一般来说，补脾土更为常用。《推拿仙术》云："补脾土：饮食不消，食后作饱胀满用之。"就是说，饮食不消化、腹胀需要补脾土。补脾土300次，每日1次，可以健脾胃、补气血。

　　无论是推大肠经，还是推脾经，方向都不要搞错。

　　在孩子腹泻期间，要注意观察，如果出现发热等变化，就要及时去医院。平时也要少给孩子吃油腻、生冷、不易消化的食物。最好以米汤或稀粥调理，等腹泻停止，孩子脾胃恢复正常后再开始正常饮食。

7. 孩子上火脾气大，父母可以推肝经

天气好的时候，我经常在小区里遛弯。有时候我会碰见一对母女，女儿四五岁，脾气挺大，不听话，和小朋友玩不到一块去，妈妈也管不住她。有一次，妈妈不让女儿玩滑梯，结果女儿就发起脾气来，弄得妈妈特别无奈。

小孩子不懂得控制自己的情绪，这是常有的事。中医认为孩子有"三个有余"和"四个不足"，就是阳常有余、心常有余、肝常有余，而阴常不足、肺常不足、脾常不足、肾常不足。肝常有余，容易上火，所以孩子的脾气就会大，自控能力差。

看到妈妈和女儿针锋相对，谁也不服谁，我就上前对妈妈说："孩子脾气大，可能是肝火盛导致的。我教你个清肝经的办法吧，回家经常给孩子推拿，会有效果的。"

中医认为，人的精神活动与肝的疏泄有密切的关系。肝经也称肝木，位于示指末节的螺纹面，也就是示指的指端。旋推属于补法，称

为"补肝经"。向指根方向直推属于泻法，称为"清肝经"。补肝经和清肝经统称"推肝经"。因为孩子是"肝常有余"，所以肝经多用清法、少用补法。

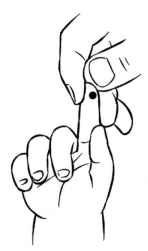

清肝经能平肝泻火、息风镇惊、解郁除烦，可以缓解孩子烦躁不安的情绪和五心烦热的现象。每天晚上睡前，给孩子清肝经100次左右，可以让孩子更听妈妈的话。

后来又一次碰见这位妈妈，她告诉我，坚持清肝经一段时间，孩子脾气大的毛病改善了很多。刚开始按摩的时候，不是用力大了，就是用力小了，孩子不太适应。后来慢慢掌握了要领，孩子也适应了，现在每天晚上睡觉前，孩子都乖乖地坐在床上等着妈妈按摩。她感到特别欣慰。

8. 腹胀疳积，给孩子掐一掐四缝

现在生活条件比过去好了，吃不饱饭的情况已经不多见了。但是，如果孩子喂养不当、厌食挑食，还是会出现诸如疳积之类的脾胃问题。

我有个亲戚家的孩子就是这样。平时不好好吃饭，三餐不定时，不吃饭的时候就吃饼干、薯条之类的零食，家里的父母长辈也娇惯孩子，要什么给什么。结果，时间久了，孩子比同龄的小朋友矮了小半头，体重也轻很多。上了幼儿园，父母一看自己的孩子比同班的小朋友差那么多，这才着急了，找我给孩子看看是什么问题。我一问平时的饮食，就知道这孩子是疳积了。

疳积是疳和积的总称。积是积食、积滞，如果孩子消化不良、伤于乳食，时间长了，就会变成积食。积食的孩子通常不思饮食，会有恶心呕吐、腹胀腹泻的情况发生。积食久了，一直没有得到治疗，积食又会转化为疳证，孩子面黄肌瘦、毛发稀疏枯焦、精神萎靡，也就是常说的营养不良。

疳积一般是因为孩子饮食不节或父母喂养不当引起的。孩子对食量的控制力差，喜欢吃的就吃很多，这就会导致食物壅积中焦，影响脾胃的腐熟运化功能。而如果孩子断乳过早或乳食不足，营养跟不上身体的需要，就会营养不良。

治疗小儿疳积有一组经验穴，就是四缝。四缝是经外奇穴，位于第2至第5指的掌面，在第1、第2节指横纹中央，左右各4个。

我在门诊治疗疳积，采用的办法主要是三棱针点刺，使其出少量黄水为宜。但如果是家长使用，不能随便尝试针刺的方法，可以用掐揉的方法。从示指的四缝开始，每个手指的四缝掐1次、揉3次，做5～20遍。

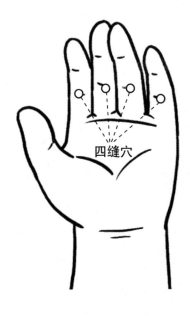

四缝穴

孩子的脾胃问题，多数情况还是因为家长喂养不当造成的。再好的治疗方法也只是亡羊补牢，只有养成按时就餐、适时适量的饮食习惯，吃均衡丰富的食物，才能保养好孩子的脾胃，让孩子离脾胃病远远的。

第九章

调气血：守住健康的物质基础

1. 大补元气：保养好生命活动的原动力

俗话说："人活一口气，树活一层皮。"树皮对树的重要性不言而喻，可是人为什么要活这一口"气"？这个"气"指的是什么呢？

中医认为，气在人的生命活动中处于重要的基础地位。气有很多种，如元气、阳气、阴气、宗气、肝气、脾气等，其中最重要的就是元气。《庄子外篇·知北游》中说："人之生，气之聚也，聚则为生，散则为死。"《针灸资生经》中也说："人以元气为本，元气不伤，虽疾不害，一伤元气，无疾而死矣。"在汉语中，"元"有开始的意思，"元气"就是生命的根本，是维持着人体组织、器官生理功能的基本物质与活动能力。

元气如此重要，可是生活中很多人都有元气不足的问题。由于先天不足，或者久病伤气，又或者年老体衰、补充不足，各种原因都会使人体的元气减少，轻则亚健康，重则重病缠身。怎么办呢？这个时候，就需要给身体补充元气，就像给疾驰的汽车补充燃料。

怎么补充元气呢？宋代名医窦材在《扁鹊心书》中说："人于无病时常灸关元、气海、命门、中脘，虽未得长生，亦可保百余年寿矣。"我最推崇关元、气海，一个关乎"元"气，一个是元"气"之海，是最好的大补元气、延年益寿的穴位。无病常灸关元、气海，就像给生命之火加一把柴，让它越烧越旺。

关元在小腹部正中线脐下3寸。将拇指以外的四指并拢，示指的第2指节置于肚脐，四指向下横量，小指下缘就是关元。气海位于腹部正中线脐下1.5寸，也就是肚脐与关元连线的中点。这两个穴位离得很近，常可一同施用，一举两得。

艾灸关元、气海，可以用温和灸和雀啄灸的办法。每次艾灸10～20分钟。因为这两个穴位离得很近，可以用一个艾灸盒扣在小腹上，这样可以两个穴位一同施灸，更加方便。如果没有口干、烦热等上火的表现，可以每日做保健艾灸。反之，可以隔日或隔两日灸一次。

唐代名医"药王"孙思邈就是艾灸养生的实践者。史料记载他活到140多岁，80岁时写出第一部中医巨著《千金要方》，100岁时完成了第二部《千金翼方》，这就是常为身体补充元气的好处。

2. 理气解郁：让身体之气运行更顺畅

前面我主要介绍了元气对健康的意义。不仅元气，人体所有的气都很重要，因为气起着濡养脏腑、疏通经络、调节阴阳、抗御外邪的作用。《证治准绳·杂病》中对气有这样的描述："诸痛皆因于气。百病皆生于气。"人有了气，就像鱼有了水，气旺则身体健壮，气弱则身体虚衰，气顺则精神调达，气乱则心神不安。

气在我们的身体中运行，关键是顺畅。中医讲"气为血帅"，气的运行会带动血，气血运行正常，身体才会得到濡养。但是，我们的身体常常会出现名为"气郁"的问题。气郁最早出现在《黄帝内经·素问·六元正纪大论》当中。郁是什么？是"结聚而不得发越"，就是该升不升、该降不降、该变化不变化。人体气的运行主要靠肝的调节，气郁主要表现在肝经经过的部位气机不畅，所以又叫作"肝气郁结"。

我有一个病人，是不到40岁的中年女性。她性格比较内向，遇事喜欢闷在心里，这种性格的人就常会有气郁的问题。因为生活中遇到一些事，她焦虑、上火，结果出现了急躁、心烦、胸闷、胁痛、失眠等问题，严重时甚至影响正常的生活和工作。这是因为她的情志受到不良刺激，导致肝失疏泄，气机郁滞。

一旦气不动了，如何推它一下呢？中医上讲就要"理气解郁"。有一个穴位，对理气解郁特别有帮助，这就是太冲。太冲是足厥阴肝经的原穴，肝经的水湿风气由此向上冲行。这个穴位在足背，用手指沿拇趾、次趾的夹缝向上推按，按至能感觉到动脉搏动，就找到了。可以指压、按摩、刮痧，也可以用皮肤针或皮肤滚针刺激，少用灸法，而且不便拔罐。自己按摩最方便的方法就是用手指上下对压，可以和涌泉一起按摩。

对于气郁引起的胸胁疼痛，可以采用自我按摩的方法来纾解。将两手的手掌横置于同侧的腋下，手指张开，让指间距与肋骨的间隙同宽，然后用手掌由腋下推至胸骨，由上而下，交替分推至肚脐水平，重复10次。推的时候，手指应紧贴肋间，均匀用力，以胸胁有温热感为宜。这样按摩有理气疏肝的作用，对于缓解胸胁疼痛很有帮助。

那位女病人按照我的方法，每日坚持疏肋间、按太冲，气机得到调理，很快气郁的表现就不见了。

3. 补血养血：血好，健康就多了份保障

中医常将"气血"相提并论，因为两者都是构成人体和维持人体生命活动的基本物质。血主于心、藏于肝、统于脾、布于肺、根于肾，和五脏的联系都非常密切。血在人体中有规律地循行，才能充分发挥滋养脏腑的作用。

血是从哪儿来的呢？是由营气和津液组成的。它们都来自脾胃化生的水谷精微，所以中医才说"脾胃是气血生化之源"。《黄帝内经·灵枢·决气》中就说："中焦受气取汁，变化而赤，是谓血。"如果脾胃出了问题，不能运化水谷，气血没了源头，就会出现血虚的问题。

俗话说"男养精，女养血"，可见血对女性而言更为重要。血足才能面色红润、肌肉丰满、毛发润泽有光华，这是女性美好容颜的基础。而且，血关系女性生殖功能。无论是每月的月事，还是孕育生命，都需要充足的气血作为根基，就像播种种子需要肥厚的土壤一

样。所以血虚的女性经常会出现月经量少、经期延长或紊乱，甚至闭经、不孕。

如何补血养血呢？除了注重日常的饮食营养，保证化生气血的食物供应外，还可以充分利用穴位来补血。血海、三阴交、足三里都是很好的补血养血的穴位。

俗话说"补血找血海，补气找气海"。血海属足太阴脾经，是脾经所生之血聚集的地方，有化血为气、运化脾血的功能。《针方六集》中说："一方以患人手按膝盖骨上，大指向内。余四指向外，大指尽处是穴。"这介绍了取血海的一个简便方法，即以对侧的手掌按住膝盖，手指向上，拇指偏向大腿内侧，拇指指尖所指就是血海。每天上午9～11点是足太阴脾经经气最旺盛的时间段，此时按摩血海效果最好，可用手掌轻拍10秒，连续3～5次，或用指尖按揉3分钟左右，穴位处有酸麻感就可以了。

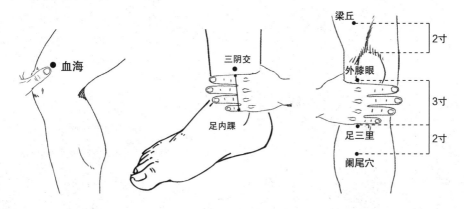

三阴交是妇科常用穴，属足太阴脾经，是肝、脾、肾三经交会的穴位，有调和气血、补肾养肝的功用。取穴时，将拇指以外的四指并拢，小指放在内踝高点，示指的上缘就是三阴交。指压、按摩、搓擦三阴交都可以，用力不宜过大，时间以3~5分钟为宜。如果选择搓擦，最好连着太溪一起搓，这样同时调补了先天和后天的气血，既补气又养阴。

足三里是足阳明胃经的穴位，有补益气血、培补元气的作用，是保健常用的穴位。早在东汉末年，神医华佗就用足三里来治疗五劳羸瘦、七伤虚乏，即身体虚弱和各种慢性虚弱病证。取足三里可以用一夫法：屈膝，将拇指以外的四指并拢，示指第2指节置于外膝眼正中，四指向下横量，小指下缘距胫骨前嵴外缘1横指处就是了。操作的方法很简单，用拇指或中指指端点压、按揉，或用弯曲的拇指指关节突起处捶打，也可以艾灸。一侧足三里的按摩时间以3~5分钟为宜，艾灸的时间可适当延长至5~10分钟。

坚持按摩这3个穴位，就能起到养血补血的作用。我觉得穴位按摩比食疗更好，不仅容易操作，也没有那么多注意事项和禁忌，适合每一个人学习。

4.活血化瘀：让身体的每一处都畅通无阻

中国人常见的体质一般分为9种，其中有一种叫作"血瘀体质"。顾名思义，这种体质的人最主要的特点就是血瘀。我们知道，血是在身体内流动的，如果血行迟缓不畅，瘀阻在哪里，哪里就要出事。比如瘀阻在肺，就会胸痛、咯血；瘀阻在心，就会胸闷、心痛、口唇青紫；瘀阻在肝，就会胁痛；瘀阻在女性的胞宫，就会小腹疼、月经不调、痛经；瘀阻在肢体，就会局部肿痛、青紫；瘀阻在脉络，就会半身不遂等。可见血瘀的坏处是很多的。

为什么血会停下来不流动呢？中医认为"气为血帅"，气行则血行，所以血瘀很重要的原因是出在气的问题上。如果气虚，就像风没有力量吹不动帆，提供不了前进的动力；如果气滞，本身气的流动就出现了问题，血自然随之瘀滞。所以，要想解决血瘀的问题，很多时候要从解决气的问题入手。

活血化瘀有几个常用的穴位，大家可以记住，在出现问题的时候按一按，可以起到立竿见影的作用。

　　首先是天泉，主要治疗心血瘀阻而致的胸闷、气短、胸痛。天泉是手厥阴心包经的常用腧穴，位于上臂内侧，在腋前纹头下2寸，这里有肱二头肌的长、短肌腱，天泉就在两肌腱之间。用指针法用力按压穴位3～5秒，稍停后继续按压，这样交替按压2～3分钟，对胸口疼痛、心悸不安很有效。

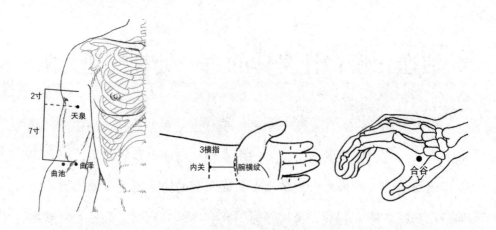

　　其次是内关。内关有宽胸理气、疏通经脉的功效，是防治心系疾病的特效穴位，这对有血瘀问题的老年人尤为重要。内关在腕横纹上2寸，两筋之间。2寸就是两个拇指的宽度，或者示指上面两个指节的长度。按摩内关有两个要点：一是要顺着经脉的走行方向来操作，不要旋转或者垂直着操作；二是可以和背侧的外关一起操作，两穴一同掐按，这在临床上叫作"透穴"。按摩内关每次最少操作3分钟，每天次数不限。

　　还有一个是合谷。合谷的治疗作用很广，有疏通经络、行气活血、消肿止痛的作用。合谷就在我们的虎口处，有个简易的取穴方法：将五指并拢，虎口处肌肉隆起的最高点就是合谷。如果找得准，按压合谷会有明显的酸、麻、胀的感觉。按压时要注意，和在内关操作一样，要顺着经脉的方向。合谷所在的手阳明大肠经是从示指走向头面部的，所以在掐按合谷时，拇指指甲应该是平行于掌骨的，而不是垂直于掌骨。

　　掌握了这几个穴位，就能让瘀滞的气血流动起来。正所谓"流水不腐，户枢不蠹"，只有让气血畅通，才能使身体健康。

5.气血同补：给健康上份"双保险"

在临床上，我经常在老病号的身上发现气血两虚的现象。如在《难经·二十二难》中有"气主呴之""血主濡之"的描述。就是说，气可以温煦脏腑、经络、组织器官的正常生理活动，还有维持体温的作用，是阳性的；血对全身各部分起着营养和滋润的作用，是阴性的。一旦气血两虚，就像身体被掏空了。

气血两虚的人有哪些表现呢？气血供养不足，使脏腑、形体、官窍失去濡养，将会出现"不荣"或"不用"的病证。这样的人面色淡白或萎黄，皮肤干，身体瘦弱，整天懒懒的、疲乏无力，甚至出现心悸失眠、肢体麻木、感觉障碍、肢体痿废不用等表现。

既然问题出在气血不足，那怎么补充气血呢？有几个气血双补的穴位，大家可以每天按摩，长期坚持，比吃补药的效果还好。

首先，可以按摩膻中。膻中是手厥阴心包经的募穴，也是八会穴中的气会，有"上气海"的别称。膻中在胸部前正中线上，两乳头连线的中点。对于女性，可以锁骨中线与第4肋间隙的交点来定位。

膻中的操作可以采用推拿、点按、叩击、捶打、艾灸。推拿的时候，要注意推按的方向，一定要是从上到下，也就是由颈根部推向胸口，因为这是一个"顺气"的穴位。艾灸的时候，则可以和气海一起施灸，可以取得事半功倍的效果。

其次，可以按摩极泉。这个穴位常常被大家忽略，但这是手少阴心经上的一个重要穴位。为什么容易被忽略呢？因为这个穴位在我们的腋窝，是个不显眼的地方。但是腋窝有很多淋巴，还有丰富的毛细血管和神经，是被藏起来的"要地"。极泉就在腋窝的顶点，在这里可以触摸到腋动脉的搏动。

按摩极泉常用的方法是弹拨。将手臂抬起，暴露出腋窝，然后用另一只手的示指、中指并拢，用力弹拨极泉。弹拨时，手指要用力向内勾按，速度不要过快。此时会有明显的酸麻感，并向肩部、上肢放散。

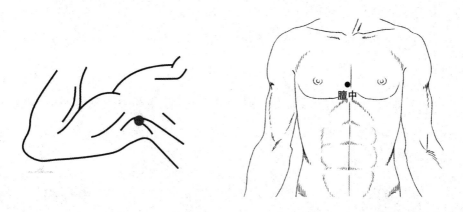

除了穴位按摩，还可以采取食疗来补充气血。我们在厨房中可以找到很多好的食材，比如大枣、枸杞子、黑米，都是很好的。平时多吃一些，对于气血同补很有帮助。

6. 滋养津液：让身体享受"雨露甘霖"

　　年轻的时候读《红楼梦》，读到过贾宝玉说"女儿是水做的骨肉，男人是泥做的骨肉"。要是换作中医的角度，其实我觉得应该说女人和男人都是"水"做的，只不过这个"水"在中医学中被称为"津液"。

　　津液是机体一切正常水液的总称，既包括各脏腑、组织、器官的内在液体，又包括其正常的分泌物，比如唾液、胃液、汗液、关节液等。津液和气血一样重要，是构成和维持人体生命活动的基础。津液有滋润濡养脏腑、器官、组织，以及充养血脉、调节阴阳、排泄废物的作用。

　　《黄帝内经·素问·经脉别论》中说："饮入于胃，游溢精气，上输于脾。脾气散精，上归于肺，通调入道，下输膀胱。水精四布，五经并行。"这是对津液生成、输布与排泄的简要概括。津液的代谢依赖诸多器官，其中脾、肺、肾是最重要的。如果这些器官出了问题，使得津液亏损，就像身体里发生了"旱灾"。一般来说，津液不足的人会少汗无汗、小便短赤、口干舌燥、皮肤干涩、毛发枯槁，严重的还会大便秘结、转筋挛急（肌肉痉挛）。

我们的身上有没有可以补充津液的穴位呢？当然有。在我们的脚踝，有一个穴位叫"太溪"。"太"是指大，"溪"就是溪流。然谷传来的肾经水液在这里形成了较为宽大的浅溪，所以叫"太溪"。取这个穴时要正坐，将脚平放，太溪就在足内踝后方与脚跟骨筋腱之间的凹陷处。每天可以用手指指尖点按，也可以拔罐。

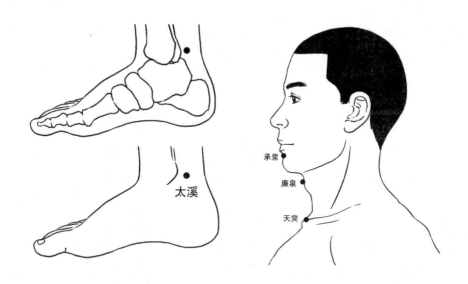

还有一个可以生津的穴位，在我们的下唇正中间的凹陷处，具有生津敛液、舒筋活络的功用，这就是承浆。承浆是任脉与足阳明胃经的交会穴，任脉的冷降水液和胃经的下行经水在这里汇聚。将舌尖抵上牙床，使任督二脉相连相通，按揉此穴可以生出津液（唾液）。

津液亏损的人日常饮食要注意，不要再吃那些热性、辛燥的食物，要多吃滋阴、养阴的食物，比如甲鱼、百合、鸭肉、黑鱼、海蜇、藕、金针菇、荸荠、生梨等，对于滋养津液会有帮助。

第十章

顺应四气：养生事半功倍

1. 顺天时，人要与天地和谐

养生，是我们越来越重视的话题，尤其是老年人，都想少生些病，多享受几年天伦之乐。生命有生、长、壮、老、已的自然规律，并不是吃得好一些、平时跳跳广场舞这么简单。中医认为"人与天地相应也"，早在两千多年前，我们的老祖宗就发现了人的健康与自然规律之间的联系。

《黄帝内经·素问》中专门有一篇《四气调神大论》，就是论述人在不同的季节如何保养身体的，更提出了"春夏养阳，秋冬养阴"的顺时摄养法则。"人以天地之气生，四时之法成"，只有做到了顺应四时阴阳消长的规律，按照自然界变化的规律调整自己，才能保持机体内外环境的协调统一。

虽然人的寿命有限，但通过各种调摄、保养的方法，可以增强体质，使机体对外界环境的适应能力、抗病能力得到加强，这样就可以避免或者减少患病，提高生活的质量。这就是养生，也叫摄生、道生、保生等，是中医学"未雨绸缪"思想的体现。人活在天地间，当然会受到四季变换的影响。为什么春秋容易患感冒，为什么冬季好发心血管疾病，这都是自然规律对健康的影响导致的。只有掌握了这些规律，顺应四时气候、阴阳变化，做到"因时调养"，才能保证人的健康。

四季与人体有什么样的对应关系呢？春季是阳气升发的季节，对应的脏腑是肝，所以应注意养阳、养肝。夏季是万物茂盛的季节，对应的脏腑是心，这时人体阳气最易发泄，所以应注意养心。秋季是万物成熟的季节，对应的脏腑是肺，阳气开始收敛，阴气渐长，所以应注意收敛精气、保养阴津。冬季是万物收藏的季节，此时阴寒盛极，阳气闭藏，对应的脏腑是肾，所以应注意敛阳护阴，以养藏为本。

四季的变化对健康的人有影响，对病人的影响更大。中医讲究"因时制宜"，在不同的季节，疾病的治法和用药都可能会有区别。《黄帝内经·素问·六元正纪大论》中说"用寒远寒，用凉远凉，用温远温，用热远热，食宜同法"，就是指寒凉的秋冬季节慎用寒凉性质的药物，温热的春夏季节慎用温热性质的药物。只有掌握了这些规律，才能真正做到"天人合一"，保养好自己的身体。

附：《黄帝内经·素问·四气调神大论》原文

春三月，此谓发陈，天地俱生，万物以荣，夜卧早起，广步于庭，被发缓形，以使志生，生而勿杀，予而勿夺，赏而勿罚，此春气之应，养生之道也。逆之则伤肝，夏为寒变，奉长者少。

夏三月，此谓蕃秀，天地气交，万物华实，夜卧早起，无厌于日，使志无怒，使华英成秀，使气得泄，若所爱在外，此夏气之应，养长之道也。逆之则伤心，秋为痎疟，奉收者少，冬至重病。

秋三月，此谓容平，天气以急，地气以明，早卧早起，与鸡俱兴，使志安宁，以缓秋刑，收敛神气，使秋气平，无外其志，使肺气清，此秋气之应，养收之道也。逆之则伤肺，冬为飧泄，奉藏者少。

冬三月，此谓闭藏，水冰地坼，无扰乎阳，早卧晚起，必待日光，使志若伏若匿，若有私意，若已有得，去寒就温，无泄皮肤，使气亟夺，此冬气之应，养藏之道也。逆之则伤肾，春为痿厥，奉生者少。

天气，清净光明者也，藏德不止，故不下也。天明则日月不明，邪害空窍，阳气者闭塞，地气者冒明，云雾不精，则上应白露不下。交通不表，万物命故不施，不施则名木多死。恶气不发，风雨不节，白露不下，则菀槁不荣。贼风数至，暴雨数起，天地四时不相保，与道相失，则未央绝灭。唯圣人从之，故身无奇病，万物不失，生气不竭。逆春气，则少阳不生，肝气内变。逆夏气，则太阳不长，心气内洞。逆秋气，则太阴不收，肺气焦满。逆冬气，则少阴不藏，肾气独沉。夫四时阴阳者，万物之根本也。所以圣人春夏养阳，秋冬养阴，以从其根，故与万物沉浮于生长之门。逆其根，则伐其本，坏其真矣。

故阴阳四时者，万物之终始也，死生之本也，逆之则灾害生，从之则苛疾不起，是谓得道。道者，圣人行之，愚者佩之。从阴阳则生。逆之则死，从之则治，逆之则乱。反顺为逆，是谓内格。

是故圣人不治已病，治未病，不治已乱，治未乱，此之谓也。夫病已成而后药之，乱已成而后治之，譬犹渴而穿井，斗而铸锥，不亦晚乎。

2. 春升发，防风养肝是关键

春季是一年的开始，这个时候气温回暖、万物复苏，万物开始变得生机勃勃，我们的身体也是这样。在五行中，春季属木，和人体的肝是对应的，所以中医认为"春气通肝"。随着春季的到来，肝气旺盛而升发，是人体的肝旺之时。

春季养肝可以避免随之而来的暑夏带来的阴虚，但是补肝过了头，又会导致肝火太旺。如果肝气升发太过，或是肝气郁结，都易损伤肝脏。为了避免这种情况的发生，我们可以善用身体上的补肝穴位。和肝相关的穴位很多，这里我向大家介绍一些常用的穴位，常按摩可以起到春季养肝的作用。

首先是头部的角孙、风池和太阳，这三个穴位是头部的"撒气穴"。俗话说"春困秋乏"，按压这些穴位可以起到明目醒脑、缓解疲劳的作用，帮我们赶走春困。

将耳郭向前折，耳尖直上入发际处，这里就是角孙。再向前，在眉梢和外眼角的中点向后的凹陷处，这里是太阳。风池在后颈部。在我们的后头骨下有两条大筋，风池就在两条大筋的外缘陷窝中，相当于耳垂齐平的水平。

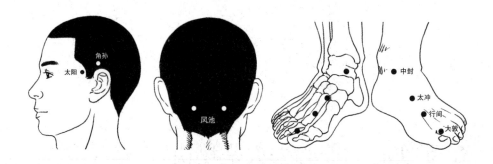

在我们的脚上也有几个养肝护肝的穴位，比如太冲、行间、大敦，可以在睡前结合足浴一起按摩。这3个穴位都是足厥阴肝经上的穴位，其中太冲是肝经的原穴，是重中之重。

大敦是肝经的第一个穴位，在足拇趾末节靠第2趾侧的甲根边缘外侧0.1寸处（约2毫米），可以用拇指指甲掐按。行间在第1、2趾间，趾蹼缘的后方赤白肉际处。每次按压5秒钟，压到有酸感后，休息5秒钟再按压，一共做20次。太冲位于第1、2跖骨结合部之前凹陷处，可以和足底的涌泉一起捏按。经常按摩这3个肝经的穴位，可以调理肝气、息风泻火、舒缓情绪。

春季养肝可以多吃一些凉性的食物，比如粥类、茶类、新鲜水果等。而且，春季要注重精神调理，平时保持情绪乐观、心胸开阔，才能使肝气顺达，达到防病保健的目的。

3. 夏伤心，养心去火是秘诀

夏季是一年中最热的季节，也是一年中阳气最盛的季节。这个时候植物茂盛，动物成长，阳气外发，人体气血运行也随之旺盛起来。大家都有体会，夏季天气越来越热，酷暑难耐，人就容易感到困倦、烦躁不安。中医认为"心与夏气相通应"，心的阳气在夏季最旺盛，因此要注意养心，使自己神清气和，以防心火内生。

很多人可能有这样的经验：胸闷的时候，用空拳敲打胸口，可以纾解郁闷的感觉，这是因为这里有一个可以疏通气血、扶助心气的穴位——膻中。膻中在胸骨中线上，平第4肋间隙。它是任脉上的穴位，又位于手厥阴心包经的起点附近，是心包经的募穴、气会之所。

膻中的按摩方法有2种，一是用手指指端按揉，二是用两手拇指自膻中向外分推，都是操作50~100次。按照子午流注的规律，一般上午按摩较好，因为上午是阳气升发的时候，对养心能起到很好的作用。

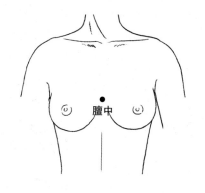
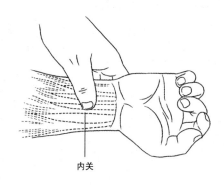

还有一个养心的穴位在我们的手腕上，这就是内关。

内关是手厥阴心包经的常用腧穴之一。它在腕横纹上2寸（两拇指宽），腕部两条筋的正中间。按摩内关穴可以缓解心悸、胸闷、胸痛，养心通血脉。按摩手法主要是按法，就是向下摁住不动，坚持30～60秒，力度可以根据自己的情况来定。

膻中和内关可以搭配按摩，而且要先按膻中，再按内关。因为膻中属任脉，离心脏最近，先激发这里的心气，然后再按摩内关，效果会更好。

夏季天气炎热，容易出现烦躁、食欲不振的问题，所以平时可以多吃些养心安神的食物，比如莲子心。《本草纲目》说它性寒、味苦、无毒，具有清心去热的作用，可以直接泡水代茶饮，或加粳米煮成粥。薄荷、荷叶、金银花、菊花、苦瓜等也有清热养心的效果。

此外，夏季养生重在精神调摄，应该时常保持愉悦、稳定的情绪，切忌大悲、大喜等剧烈的情绪波动，以免火上浇油。

4. 秋防燥，滋阴润肺经常做

秋季是收获的季节，五谷丰登，瓜果成熟，正是阳气始敛的时候。我们常有这样的感觉：入秋之后越来越干燥，鼻子和口腔会不舒服，有鼻燥、唇干、咽痛等现象出现，这是因为秋季是一个以"燥"为主的季节，而我们的肺是"娇脏"，容易被燥邪所伤。

既然"燥"是秋季的特点，那秋季养生就要从这里入手，将"润燥"作为秋季养生的基本原则。饮食方面，要多喝水，多吃些水分含量高的水果，还可多食用百合、蜂蜜、川贝、山药、莲子、芡实等滋阴的食物。

饮食之外，我们也可以用穴位按摩来达到滋阴润肺的目的。在我们的手掌上，有一个穴位叫"鱼际"，这是一个养肺的穴位。鱼际是手太阴肺经的荥穴。《黄帝内经·灵枢·九针十二原》中记载："所溜为荥。"意思就是脉气在荥穴渐大，就像泉水变成小小的溪流。

把手掌摊开，在手拇指本节（第1掌指关节）后凹陷处，大概相当于第1掌骨中点的桡侧赤白肉际处，就是鱼际的所在。鱼际有清宣肺气、清热利咽的作用，主要用于治疗咳嗽、咽喉肿痛、失声等病症。按摩时，可以双手鱼际穴互相敲击，或者用拇指在另一只手的鱼际附近推按，至皮肤发热即可。每次按摩10分钟，每日1次即可。

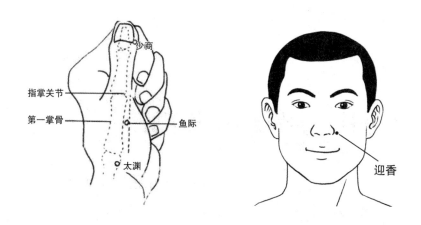

中医认为"肺开窍于鼻"，在我们的鼻子旁边，就有一个可以疏散风热、通利鼻窍的穴位——迎香。迎香在鼻翼外缘中点旁的鼻唇沟中。这个穴位属手阳明大肠经，脉气直通鼻窍，通经活络、通利鼻窍的作用非常明显，所以是治疗各种鼻子疾患的要穴。按摩方法很简单，用双手示指指尖快速揉搓两侧的迎香穴，每次200下，也可以用棉花棒点按。按摩的力度不要太轻，能承受就可以了。经常揉搓迎香还有预防感冒的作用。

入秋之后，天气转凉，除了注意养肺之外，还要适当增减衣物，以免因为气温骤变而生病。精神方面要保持乐观、平静的心境。起居也应有序，尽量早睡早起。

5. 冬进补，养肾藏精来年好

中国人素来有冬季进补的习惯，补的是什么？主要是补肾。春生夏长，秋收冬藏。冬季是四季的最后一个季节，是生、长、收、藏这一循环的最后一个环节。自然界的冬季万物萧条，植物枯萎、动物休养，表面看不到生机，但其实生机都潜藏了起来，所以"藏"是冬季的特点。

人体也是这样。冬季寒冷，寒与肾相应，所以最易耗伤肾的阳气。这个季节人体的阳气内敛、下降，藏于肾。此时补肾，补肾的物质可以顺利地藏到肾中，为下一年打下一个好的基础。

肾的重要性不言而喻。冬季补肾，主要是针对肾阳虚。肾阳虚的人常常会有畏寒怕冷、手脚冰凉、腰膝酸痛、全身乏力、面色发白等表现。对于这样的人，睡前泡脚是一个很好的补益方法。常言道"寒从足下起"，每天晚上用40℃左右的热水泡脚，可以促进足部血液循环、温肾助阳，很好地改善肾阳虚的症状。而且，足底有一个重要的补肾穴位——涌泉。

涌泉在足底，是人体最下面的穴位，跖屈时在足底（不连脚趾）正中的前1/3与后2/3交点凹陷中。之所以叫"涌泉"，是因为它是肾经的"井"穴（经气的起点），肾经之气从这里不断涌出而灌溉周身。古人云："三里涌泉穴，长寿妙中诀。睡前按百次，健脾益精血。"这就告诉我们按摩涌泉的两个要点：一是和足三里一起按摩，可以泡脚时按足三里，泡脚后用掌心（劳宫）搓脚心（涌泉）；二是按摩的次数要多，100~300次，长期坚持就有补益的作用。

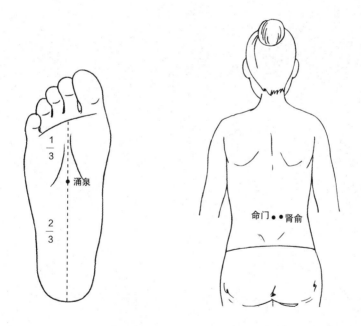

在背部，也有两个彼此相邻、强肾固本的穴位——命门和肾俞。

命门位于腰部正中线上，在第2腰椎下凹陷中，约与两肋弓下缘（或肚脐）水平相平。中医学认为"两肾之间谓之'命'"，有"生命之门"的意思，所以这里被称为"命门"或"精宫"。命门和神阙

（肚脐）前后呼应，同时施术，可以调节阴阳、振奋肾气。

肾俞属于足太阳膀胱经，与肾脏相应，是肾的背俞穴。肾俞在命门旁开1.5寸处，左右各一。可以在命门、肾俞部位上横放一个宽艾灸盒，这样施灸的时候可以同时艾灸命门、肾俞，一举两得。艾灸时间10分钟左右即可。或者用手掌横推此部位，至感觉发热，也有补肾的作用。

冬季饮食进补，可以多食用一些温性的食物，但不宜太腻。起居上可以跟随太阳运动的规律，早睡晚起。冬季日照短，早睡可以保持身体的热度，以养人体阳气；晚起是指在自然界阳气上升之后起床，可以补充阳气、躲避阴气。

第十一章

经络穴位命名的由来

1. 手太阴肺经

经络是人体内运行气血的通道。经络纵横交错，遍布全身，将人体组织器官、四肢百骸联络成一个有机、动态的整体。腧穴是经络之气输注于体表的部位，腧穴的命名均有其内涵。历代医家以中医学理论为基础，以腧穴所在部位及功效为中心，结合自然界现象取象比类，对腧穴进行命名。了解腧穴含义及命名由来，有助于熟悉腧穴名称定位，掌握其治疗作用，体现对传统文化的继承与发展。本章主要介绍十二正经腧穴及任脉、督脉的穴位。

【中府】："中"，意为胸中之气；"府"，聚集之意，亦可引申为脏腑。手太阴肺经起始于中焦，气在此汇聚。本穴为肺经第一穴，为胸中之气所聚集的脏腑，所以称之为中府。

别名：膺中府、膺俞、府中俞。膺，胸也。俞，输送之意，意皆指本穴的气血物质由内府输出也。

主治：咳嗽、气喘、胸满痛等肺病；可兼治脾肺两脏之病，如气不足、腹胀、消化不良、水肿等。

【云门】："云"，云雾，指脉气；"门"为门户。《黄帝内经·素问·阴阳应象大论》云："云出天气……天气通于肺。"此穴为手太阴肺经脉气所发，肺气如云，是肺气出入之门户。

主治：咳嗽、气短、喘不得息、胸满、胸中烦热、胸痛、引缺盆痛、伤寒四肢热不已、瘿气、疝气上冲心、暴心腹痛、胁痛引背、肩痛不举、四肢逆冷、脉代不至等。

【天府】："天"，指人体上部；"府"，聚结。《黄帝内经·素问·三部九候论》中说："天以候肺。"肺为五脏之华盖，为肺气聚结之所，故名"天府"。

主治：咳嗽，气喘，胸闷；多睡恍惚，善忘，悲泣，乱语；鼻出血，吐血，目红肿；头眩目暝；瘿气；疟疾，身肿，身重嗜睡，紫白癜风，上臂内侧痛。

【侠白】："侠"，夹、挟也，穴在上膊，臑部内侧，白肉凸起之前方，垂手夹腋之处。"白"，肺之色。

主治：咳嗽、气喘、气短、干呕、烦满、心悸、上臂前外侧痛、紫白癜风、咽喉肿痛，瘾疹。

【尺泽】："尺"为尸（人）与乙（曲肘之形象）合字，指前臂部，前臂其长曰尺。"泽"指浅水低凹处，为水聚处，此穴在肘部，为合穴，脉气汇聚于此，故名"尺泽"。《说文》："尺，十寸也，手却十分动脉为寸口，十寸为尺，尺所以指尺，规矩事也。"《脉经》："从鱼际至高骨却行一寸，其中名曰寸口。从寸至尺名曰尺泽。故曰尺寸，寸后尺前名曰关。"人之前膊腕横纹后1寸为关，由关至肘横纹为尺。所谓"尺肤热"者，即指此1尺全部而言。见此1尺之热，即知全身俱热也。

别名："鬼受"（《备急千金要方》）、"鬼堂"（《千金翼方》），本穴可治疗神志疾病，如悲愁不乐、小儿惊风、抽搐、癫痫。

主治：脑卒中上肢不遂、手臂麻木不仁、手腕不收、肘臂挛痛、眩晕、咳嗽、喘息、气逆、咯血、善呕、胸胁满痛、肺痨、心痛、心烦、胃痛、腹胀、便秘、鼻出血、喉痹、舌干、振寒、瘈疭、潮热消渴、惊风、癫疾等。

尺泽为肺经合穴，除擅治肺系疾病外，还具有疏通经络的作用。在我使用"醒脑开窍"针刺法治疗脑卒中时，尺泽为重要的辅穴之一。传统的取穴体位很难取得理想的针感，达不到手法量学的要求。经过临床摸索，我认为医者右手施用手法，左手将患肢肘部屈曲成120°直刺0.5~0.8寸，施提插泻法至前臂抽动3次为度，临床对脑卒中患者改善上肢功能疗效更佳。

【孔最】："孔"，孔隙也。"最"，多也。本穴为本经郄穴。郄穴为治急证之要穴，"郄"意为孔隙，为气血聚集之处。手太阴之气，出于中府，化云行天（云门、天府）降为雨露（尺泽），在孔窍，以通以达，犹天空大气，周遍寰宇也。本穴为本经郄穴，其功用最能开瘀通窍，为治孔窍病最得用穴位。

主治：咳嗽、气喘、咯血、胸痛、咽喉肿痛、失声、热证无汗、头痛、痔、肘臂挛痛等。

【列缺】："列"，分解；"缺"，破裂，因为该穴是手太阴肺经的络穴，由此分别走入手阳明大肠经；而其部位又在两条肌腱（肱桡肌腱与拇长肌展腱）之间，有如裂隙，故名。

别名：腕劳。根据其位于腕部擅治腕关节疾病而得。

主治：列缺为肺经之络穴，可宣肺利气、泻热通肠，治疗发热、口渴、面红、气粗、溲黄、便秘、舌红、苔黄等肺经实热证候；亦可治疗腕部疾病，如腕关节炎、腕管炎、腱鞘炎等。

我经常采用列缺逆经斜刺0.5寸，施捻转泻法30秒治疗肺气上逆之疾，如咳嗽、哮喘急性发作等。

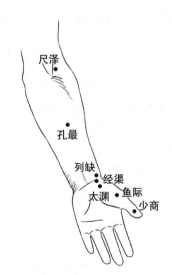

【经渠】："经"，动而不居；"渠"，沟渠。此穴为手太阴肺经穴，其脉气流行不止，又当桡骨茎突内侧与桡动脉之间，形成凹陷处，如沟渠之水，故名。

主治：咳嗽气喘、胸闷胸痛、咽喉肿痛；手腕痛，掌中热，落枕。

【太渊】："太"，大也；"渊"，指水深处。本穴为手太阴肺经的原穴，又是八脉交会穴之脉会，当寸口动脉处，血气旺盛，博大而深，故名。

别名：太泉、鬼心。本穴位处手内横纹凹陷处，经水的流行如瀑布飞落而下，为山上落下之大泉，故名"太泉"。鬼心（《备急千金要方》），古人认为精神疾患是由鬼邪作祟所致，故把治疗这类疾病的穴位称作"鬼穴"。《针灸大全》作大陵穴。

主治：臂厥、咳嗽、哮喘、咽喉痛、咯血、癫狂。"臂厥"之证相当于现代医学的无脉症、雷诺病、臂丛神经损伤等症。

我认为太渊为肺经之原，百脉相注，名曰"寸口"，用之可复脉通络。具体的做法是直刺0.3寸，以捻转补法1分钟。

【鱼际】："鱼"是指手掌桡侧拇指球肌群隆起，形如鱼腹；"际"，边缘。穴在肌群隆起部之边缘，故名。

主治：脑卒中所致手指握固、拇指屈伸不利、肩手综合征。

我采用斜刺鱼际0.3～0.5寸，提插泻法1分钟，以患者手指活动或肌张力减低为度；鱼际为肺经荥穴，取之宣肺泻热，可治咳嗽、哮喘、咽干咽痛，需直刺0.5～1寸，施捻转泻法30秒。

【少商】："少"，小也；"商"，为五音（宫、商、角、徵、羽）之一。据《黄帝内经》载，肺音为商。此穴为肺经井穴，所出为井，是说手太阴肺经脉气外发似浅小水流，故名。

别名：鬼信。古代治疗癫狂痫证的验穴，放血疗效佳。

主治：发热、咽喉肿痛、咳嗽、气喘、癫狂等。

2. 手厥阴心包经

【天池】："天"，天部也。穴近乳房。乳房为储藏乳汁之所，故喻之为"池"。

别名：天会。会，会合也。

主治：胸闷、咳嗽、痰多、气喘、胁肋胀痛等肺心疾病；瘰疬；乳痈。

【天泉】："天"，即天部。"泉"，即泉水。该穴名意指心包经的下行经水从高处飞落而下。

主治：咳嗽、胸胁胀痛等，胸背及上臂内侧痛。

【曲泽】：曲泽是手厥阴心包经的合穴，五行属水。曲即弯曲，泽即沼泽，经气流注至此，入曲肘浅凹处，犹如水进沼泽，故名"曲泽"。

主治：心痛、心悸等心脏病，胃痛、呕吐、泄泻等急性胃肠病，肘臂挛痛，热证。

【郄门】："郄"，指空隙，这里又指该穴为郄穴；"门"，指神气出入之处，故名。

主治：心痛，心悸，胸痛，心烦，咯血，呕血，衄血，疔疮，癫疾。

【间使】："间"，间接。"使"，指使、派遣。《黄帝内经》云："心包为臣使之官。"

主治：心痛、心悸、癫狂等；胃痛，呕吐；热证，疟疾；臂痛。

【内关】："内"，指内侧，因为穴位居于前臂屈侧面，与外关穴相对，所以称为"内"；"关"指出入要地。因本穴擅长治疗内脏病，所以称为"内关"。

主治：脑卒中、心痛、心悸、胸闷、胃痛、呕吐、呃逆、失眠、癫痫等，上肢痹痛、手指麻木等。

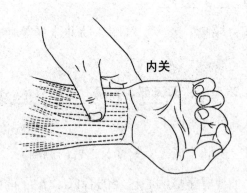

内关为手厥阴心包经之络穴，八脉交会穴，通于阴维，"心为五脏六腑之大主"，心包代心受邪，泻之以宁心安神、疏通气血。内关为"醒脑开窍法"的主穴，操作时直刺0.5～1.0寸，采用提插捻转结合泻法，双侧同时操作，施手法1分钟。

【大陵】：大陵是手厥阴心包经的原穴、腧穴，五行属土。大为小之对，陵即丘陵，掌根高突如同大陵，此穴在其腕侧陷中，故名"大陵"

别名：（1）心主。心，心包经的气血也。主，主帅也。心主宋名意指穴内气血以气为主。（2）鬼心。本穴可治疗精神类疾患。《备急千金要方》以鬼心为太渊穴。

主治：心痛、心悸、心烦、胸中热、胃痛、呕吐、吐血、癫狂、痫证、喉痹、耳鸣、疟疾、舌本痛、善笑不休、目赤黄、喘逆、身热如火、头痛如破、短气胸痛、手挛不伸、疮肿瘙痒、指麻。

【劳宫】：劳宫是手厥阴心包经的荥穴。劳即劳动，宫即中央，手司劳动，劳指手，当手劳动握拳屈指，中指尖落于手掌处即为本穴，所以名为劳宫。

别名：（1）掌中。（2）五里。出自《针灸甲乙经》，指穴内气血场的覆盖范围如五里之广也，无他意。（3）鬼路。本穴可治疗神志疾病。

主治：心痛，心悸；癫狂痫；口疮，口臭。

【中冲】：本经之气，中道而行，直达手中指之端，故名"中冲"。

主治：昏厥、热证、心烦闷、心痛、脑卒中昏迷、舌强肿痛、中暑、小儿夜啼、咽喉肿痛、头痛如破、身热如火。

3. 手少阴心经

【极泉】：尽头称为"极"，这里指深凹处；"泉"，是水始出的地方。手少阴心经起自心中，由本穴出体表，犹如泉水涌出，又为腋窝深凹之处，故名。

主治：心痛、胸闷、上肢不遂、肩周炎、腋下瘰疬、腋臭、悲愁不乐、咽干、烦渴、干呕、目黄、臂肩不举、肘臂挛痛。

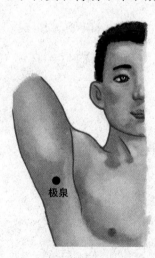

极泉

据部分古籍记载，极泉为禁针穴，究其缘由，有以下几点：极泉部位腋毛茂密，不易消毒；极泉部位的汗腺丰盛，细菌容易滋生；极泉部位组织疏松，对穴位部位中的血管缺少压迫，容易出现皮下血肿。而我在临床实践中发现，极泉具有疏通经络之效，将其作为"醒脑开窍"法的重要辅穴之一，根据其解剖特点，可将其延经下移1~2寸，避开腋毛，在肌肉丰厚的位置取穴。直刺1~1.5寸，施用提插泻法，以上肢抽动3次为度，对上肢不遂效果较好。

【青灵】："青"，通清。"灵"，指神灵、心灵、性灵。青灵者，象心神之清净神妙也。心藏神为阳，又主血为阴。青灵者，阳神阴灵清净神妙之气所聚合也。针之助使阳气振发，而促清阳兴起也。

主治：目黄、头痛、振寒、胁痛、肩臂痛、肩臂不举、上肢不遂。

【少海】："少"即幼小，指手少阴心经；"海"即海洋。此穴为本经合穴，脉气至此，犹如水流入海，故名"少海"。

主治：心痛、臂麻酸痛、手颤、健忘、暴喑、肘臂伸屈不利、瘰疬、腋胁痛、头痛、目眩、癫狂善笑、痫证、齿龋痛。

【灵道】："道"，顺也、远也，万事之通行也。本穴秉少阴之气，由少海直道而来。

别名：心经经。本穴为心经运行的通道。

主治：心痛，暴喑，肘臂挛痛。

【通里】：本穴为手少阴之络，可由本穴横通手太阳小肠经。

主治：心悸、怔忡等心病；舌强不语，暴喑；腕臂痛。

【阴郄】："郄"与"隙"通。隙为狭长之罅隙，俗称裂缝。本穴为阴经之郄穴，故名"阴郄"。

别名：手少阴郄、少阴郄。手，手部。少阴，心经也。郄，孔隙也。

主治：心痛、惊悸、骨蒸盗汗、吐血、衄血、暴喑。

【神门】："神"，神明，心藏神；"门"，门户。本穴为心经之原穴，乃神所出入之门户，故名。

别名：（1）兑冲。兑，八卦中的口也。冲，突也。兑冲穴名意指心经体内经脉的气血由本穴的地部孔隙向体表冲出。（2）中都。中，内部也。都，都市也。中都穴名意指心经的气血物质由此聚散。（3）锐中。锐，尖细之物也。中，与外相对，内部也。锐中穴名意指心经的气血物质外出体表时是冲射之状。（4）心经俞。本穴为心经气血物质的对外输出之处，故为心经俞穴。

主治：心痛、心烦、惊悸、怔忡、健忘、失眠、痴呆、癫狂痫等心与神志病证，高血压，胸胁痛。

【少府】："少"，指手少阴经。"府"，府宅也，又含聚集之意。该穴名意指本心经气血在此聚集。

别名：兑骨。骨骼部位名。亦称锐骨，指手腕背部小指一侧的骨性隆起，与该穴位置相近。

主治：心悸，胸痛，小便不利，遗尿，阴痒痛，小指挛痛。

【少冲】："少"，指手少阴经。"冲"，要冲。本穴属手少阴，又是手少阴经与手太阳经相交之处，为经气交通的要冲，所以称少冲。

别名：经始。经始，即言本穴为少阴心经的起始之处。

主治：心悸、心痛、胸胁痛、癫狂、热证、昏迷、喉咙疼痛等。

4. 手阳明大肠经

【商阳】：本穴为手阳明之始，承肺金清肃之气，递接而来。《黄帝内经灵枢·本输》云："大肠上合手阳明，出于商阳，商阳，大指次指之端也，为井金。"商阳为手阳明大肠经五输穴的井穴，五行属金。

别名：绝阳、而明。名意可释为阴绝而阳，借少商商金之气，由阴侧转入阳侧，故名。

主治：咽喉肿痛、齿痛、腮肿、目赤、耳鸣耳聋；热证汗不出、胸中热满、咳喘；晕厥、脑卒中昏迷；手指麻木；牙痛，咽炎，喉炎，扁桃体炎，腮腺炎等。

【二间】："二"，为指骨第二节。"间"，间隔、空隙也，指本穴所处为空隙之处。二间是手阳明大肠经五输穴的荥穴，五行属水。

别名：间谷（《针灸甲乙经》），指本穴位处较小的间隙处。

主治：二间为荥穴，主身热头痛，咽喉肿痛，齿痛腮肿，目痛鼻出血，口眼㖞斜，手指肿痛、麻木、屈伸不利，咽炎，喉炎，扁桃体炎，牙痛，针眼，肩周炎等。

【三间】：此穴在本节（第二掌指关节）后方，即第三节之后，故名"三间"。

别名：少谷，意同上。

主治：咽喉肿痛、齿痛、目痛、胸腹满、气喘、热证、手背红肿等症。

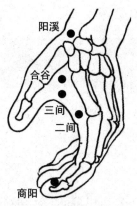

【合谷】："合"为开合、结合、合拢之意，《黄帝内经》谓："肉之大会为谷。"本穴在拇指示指指骨间，大凹隙中，故喻之为"谷"。更有少谷、间谷来与之交会。故名"合谷"。

别名：（1）虎口。扩张之意。（2）容谷。容，容纳、包容也。谷，两山之间的空隙也。容谷名意指三间穴传来的气血物质在本穴被包容、聚集。（3）合骨。骨之汇聚也。（4）含口。含，包含、容纳也。

主治：合谷有镇静止痛、通经活络、清热解表的作用。治疗身热、头痛、眩晕、目赤肿痛、鼻出血、鼻渊、咽喉肿痛、齿痛面肿、耳聋、失声、牙关紧闭、口眼㖞斜、疟腮，发热，恶寒、咳嗽、无汗或多汗，疟疾，脘腹疼痛、呕吐、便秘、痢疾；小儿惊风、抽搐、癫狂、癫痫，痛经、闭经、滞产，瘾疹、皮肤瘙痒、疔疮、丹毒，肩臂疼痛、手指肿痛麻木、半身不遂。

脑卒中肢体功能康复中，手指功能康复是非常重要的。脑卒中后遗症患者多由于上肢屈肌张力增高出现手指握固，严重影响患者的生活自理。我在治疗中采用合谷向三间方向（即第二指掌关节基底部）透刺1～1.5寸，施用提插泻法，以握固的手指自然伸展或示指不自主抽动3次为度；再取1.5寸毫针1支，仍在合谷位置针刺向第一指掌关节基底部透刺，进针1～1.5寸，施用提插泻法，以拇指不自主抽动3次为度，合谷两针均留针15分钟以上。

高血压是严重危害人类健康的心血管疾病，是脑卒中最重要的危险因素。我在深入研究古医籍基础上，结合现代医学理论，根据大量临床观察，确立了以人迎为主穴，以"活血散风，调和肝脾"为主的治法，合谷与太冲作为一组经典对穴，起到行气活血、平肝降逆之功。操作为直刺0.8～1寸，施用捻转泻法1分钟，留针30分钟。

【阳溪】：手背为阳，筋骨间凹陷处类似山溪。此穴在二骨（桡骨、腕骨）、二筋（拇短伸肌腱与拇长伸肌腱）之间凹陷处，故名。

主治：头痛、咽喉肿痛、齿痛、耳鸣、耳聋、目赤肿痛，热证心烦、癫狂，腕臂酸痛。

【偏历】："偏"，偏斜；"历"，经过。此穴为手阳明之络穴，言脉气由此穴偏侧别出，经过手阳明大肠经走向太阴之脉，其脉气直接与手太阴肺经相通，可调理肺与大肠两经经气。

主治：目赤，耳鸣，鼻出血，口眼㖞斜，牙痛，喉痹，咽干，颊肿；小便不利，水肿；癫疾，多言；肩髆肘腕酸痛，疟疾等。

【温溜】："温"，温热；"溜"与"留"同，含停留之意。此穴为手阳明大肠经之郄穴，乃气血深聚之处。阳明为多气多血之经，此穴有温通经脉之功。

别名：蛇头、池头、地头、逆注、通注。若握拳视此穴处肌肉（桡侧腕伸肌）隆起如蛇头，头向下，经脉由此而上。

主治：头痛，面肿，鼻出血，牙痛，口糜舌肿，吐涎，咽喉肿痛；肠鸣，腹痛，泄泻；癫狂，痫证，吐舌；疟疾，疔痈，四肢肿，肩臂痿痛不举，伤寒，颈痛等。

【下廉】："下"，与上相对，指下部或下方。"廉"者，形如菱角状，又指边侧。穴在前髆外侧，肉棱凸起处。在侧棱下端者为"下廉"。

主治：腹痛、腹胀、腹中痞块、顽固不化、泄泻、头风、眩晕、目痛、唇干、流口水、气喘、尿血、上肢不遂、狂言、乳痈、毛发焦脱等。

【上廉】："上"，与下相对。"廉"者，同上。因该穴在下廉上1寸，屈肘握拳，是处肌肉隆起，形如菱状，穴当菱状之边侧，因名上廉。

主治：腹痛、肠鸣、泄泻、头痛、头晕、半身不遂、手足不仁、手臂肩髆疼痛、膝肿、喘息、小便难等。

【手三里】：里，可作寸解。若屈肘作置，取手阳明大肠经经穴，手三里即在肘端（肱骨外上髁）下3寸处，故名。里，似有三穴之意，大肠与胃同属阳明，在肘膝之下各有三穴，其名亦同。即在肘前有本穴及上廉、下廉，在膝以下有三里、巨虚上廉、巨虚下廉。

主治：脑卒中不遂，手臂麻痛，肘挛不伸，腰疼不得卧，肩背疾患；腹痛齿痛，失喑，颊肿，瘰疬，眼目诸疾，舌痛等。

【曲池】："曲"，屈曲。此穴为手阳明之合穴，脉气流注此穴时，似水注入池中；又取穴时，屈曲其肘，当肱骨外侧与肘横纹桡侧端之中点陷凹中，形似浅池，故名。

别名：（1）洪池。洪，盛大也。池，水的围合之处、汇合之所。（2）阳泽。泽，聚水的洼池。别名均指该穴为经气聚合之处。

主治：阳明经多气多血，阳气隆盛，曲池穴为手阳明大肠经合穴，具有行气活血、通调经络的作用。可治疗手臂痹痛、上肢不遂、证病、高血压、癫狂、吐泻、齿痛、咽喉肿痛、目赤肿痛、瘾疹、湿疹、瘰疬。

我治疗高血压常选用曲池、足三里与合谷、太冲这两组经典对穴。手足阳明经之足三里补气生血、健脾益气；曲池能治气逆诸证；四关穴之合谷、太冲行气活血，平肝降逆。四穴阴阳相配，气血同调，共奏活血行气、疏肝健脾之效。操作手法：曲肘时，直刺曲池穴1~1.5寸，施捻转泻法1分钟，留针15分钟。

【肘髎】："肘"，肘部；"髎"意为孔穴，因此穴在肘上肱骨旁凹陷中，故名。

别名：肘尖，为穴所处位置。

主治：肘臂痛、麻木、上肢瘫痪、肩周炎、肱骨外上髁炎等。

【手五里】：中国古代一寸曰一里，此穴在曲池上3寸处，若是从肘端（肱骨外上髁）向上量，正好5寸，故名。

主治：肘臂挛急，疼痛不举，风湿肿胀，上肢不遂；咳嗽，吐血；胃脘胀满，疼痛；嗜卧，身黄，疟疾，惊恐，瘰疬等。

【臂臑】："臂"，指穴所在的上臂部。"臑"，自肩至肘前侧靠近腋部隆起的肌肉。

别名：头冲、颈冲。

主治：上肢瘫痪或疼痛，肩周炎，颅顶肌肉痉挛，眼病，颈淋巴结核，头痛。

【肩髃】："髃"，髃骨，为肩端之骨。此穴在肩端部肩峰与肱骨大结节之间，故名。

别名：中肩井、扁骨、肩尖、尚骨，皆与穴所在位置有关。

主治：上肢不遂、关节及周围软组织疾患、手臂挛急、臂神经痛及瘿气、瘰疬、风热瘾疹等。

对于肩手综合征、肩周炎病人，我通过临床实践发现，可采用肩部经筋围刺及刺络放血法，以舒筋、活血、止痛。肩部经筋主要是手阳明大肠经经筋与手太阳小肠经经筋。肩髃、肩髎、肩贞、肩中俞、肩外俞均为此经筋走行位置，针刺均采用捻转提插泻法，每穴行手法1分钟。术者为病人做上肢被动运动，认真寻找肩部痛点。在痛点位置上用三棱针点刺3~5点，加用闪火罐，视其出血状况。一般出血5~10毫升即可。拔罐时间不宜超过5分钟。

【巨骨】"巨"，大也。巨骨指膺上横骨，即锁骨。此穴在巨骨（锁骨）与肩胛骨所构成的叉形凹陷处，故以"巨骨"而为穴名。该穴正当锁骨外端，尽管锁骨未必很大，但位居肩端，有荷重之功，能维护胸腔脏器，故不言锁骨而命名为巨骨。

主治：肩臂痛、半身不遂、手臂挛痛、不能上举、手背红肿、四肢热、乳痈等。

【天鼎】："天"，高部；"鼎"，中国古代煮焚用具，其形特征有三足。此穴位于颈部胸锁乳突肌之胸骨头与锁骨头分歧之下方。胸锁乳突肌特征为一肌三头，似三足鼎立，故名。

别名：天项、天盖、天顶。

主治：咽喉肿痛、不得息、暴喑、气哽、喉中痰鸣、食饮不下、瘿气、瘰疬等。

【口禾髎】："禾"，指粮食；"髎"同"窌"，意为孔穴。谷物从口入，穴近口处，故名。

别名：禾髎、长频、长髎、长颊。"长"指地部孔隙细长，"频"指气血的运行频频不断，"颊"通"挟"，皆为对穴内气血运行或穴位位置的描述。

主治：鼻疮、鼻息肉、鼻塞、鼻出血、鼻流清涕、牙关紧闭、口㖞等。

【迎香】：此穴在鼻旁，因能主治"鼻鼽不利，窒洞气塞"，鼻塞不闻香臭，故名。肺开窍于鼻，与大肠为表里。鼻塞得通，则为香为臭自可迎而知之矣。

别名：冲阳。冲，直上也。阳，阳气也。冲阳穴名意指大肠经阳气由本穴上冲并交于阳明胃经。本穴为大肠经诸穴的最高穴位，大肠经循经上行的阳气皆聚集于此，本穴中的阳气向上直冲交于阳明胃经，故名。

主治：鼻寒、鼻出血、鼻息肉、多涕、目赤肿痛、口眼㖞斜、面痛、唇肿、面部如蚁走感、丹毒、荨麻疹等。

5. 手少阳三焦经

【关冲】："关"，关卡也。"冲"，冲射之状也。穴在少冲、中冲之间，故亦名之以"冲"，而曰"关冲"。

主治：热证，昏厥；头痛、目赤、耳聋、喉痹等头面五官疾患。

【液门】："液"，液体也，经水也。"门"，出入的门户。俾生津液，有刺本穴而津液立生者，故名"液门"。穴能主液所生病。

主治：头痛、目赤、耳聋、耳鸣、喉痹等头面五官疾患；热证，疟疾；手臂痛。

【中渚】："中"，与外相对，指本穴内部。"渚"，水中的小块陆地或水边之意。本穴在小指、次指掌骨间。循手少阳之脉，由关冲通此而走于阳池，犹水淹饶洲而成渚也。

主治：头痛、目赤、耳鸣、耳聋、喉痹等头面五官疾患；肩、背、肘、臂疼痛麻木，手指不能屈伸；热证。

【阳池】：穴在腕关节阳侧正中陷中，为手少阳脉气所过之原穴。

别名：（1）别阳。"别"，离别也。"阳"，阳气也。别阳穴名意指三焦经的阳气由此别走厥阴心包经。（2）发阳。指三焦经在此生发阳气。

主治：头痛、目赤肿痛、耳聋、喉痹等头面五官疾患，腕痛，消渴。

【外关】：本穴与内关相对，因名"外关"，为关要之处。

主治：头痛、偏头痛、颊痛、目赤肿痛、耳鸣、耳聋等头面五官疾患；热证；胁肋痛，上肢痹痛，肘部酸痛，手臂疼痛，肋间神经痛；瘰疬。

【支沟】："支"，树枝的分叉也。"沟"，沟渠也。该穴名意指三焦经气血在此扩散。

别名：飞虎、飞处。人张手量物，由大指尖至中指尖，名曰"一虎（口）"，以虎口中指向前跪屈，示指向前迈进一步，中指尖至示指尖，名为"一飞"。其处在腕节上三寸许，正当阳池穴向上一飞之处。

主治：便秘，胁肋痛，耳鸣、耳聋、暴喑，瘰疬。

【会宗】："会"，会合也。"宗"，祖宗也，为老、为尊、为长也。本穴居三阳络之前，犹会别支而宗主之也，故名"会宗"。

主治：耳鸣，耳聋；上肢痹痛；癫痫。

【三阳络】："三阳"，指手三阳经。"络"，联络之意。该穴名意指手三阳经的气血物质在此交会。其所应症，当有关于手三阳经也。

主治：上肢痹痛，耳聋、暴喑、齿痛等五官疾患。

【四渎】：古称江、淮、湖、济为"四渎"。本穴前穴为三阳络，则犹汇细流而为巨川也。

主治：耳聋，牙痛，咽喉痛；偏头痛，上肢痿痹，神经衰弱，眩晕。

【天井】："天"，为上肢。穴在肘后屈肘陷窝中，如深井。此穴颇深，可向上刺，故名"天井"。

主治：手背无力，上肢不遂；偏头痛，耳聋；胸胁痛；瘰疬。

【清冷渊】："清"，清静也。"冷"，寒冷也。"渊"，深渊也。此穴能清热泻火，如入清冷之深渊。

主治：头痛，目黄，肩臂痛不能举。

【消泺】："消"，溶解、消耗也。"泺"，水名，湖泊之意。穴有清热之功。

主治：肩臂疼痛、麻木；头痛，齿痛，项强；癫痫。

【臑会】："臑"，动物的前肢。"会"，会合也。本穴位于手臂，臂臑之侧，臑俞之下，三臑穴位相近，故名。

别名：臑窌、臑交。臑，动物的前肢，窌，地窖也。交，交会也。

主治：上肢臂痛；瘰疬，瘿气。

【肩髎】："肩"，指穴在肩部；"髎"，孔隙。穴在肩后髎隙间。

主治：臂重，肩重不能举；胁肋疼痛。

【天髎】：穴在人体上部，肩背之间位置高处，故名。

主治：肩臂痛，颈项强急。

【天牖】："牖"，窗户也。穴在颈侧，犹如旁墙之窗，故名"天牖"。所治者，当为头面耳目颈项诸疾也。

别名：天听。该穴擅治耳部疾病。

主治：头痛、项强、头晕、目痛、耳聋等头面五官疾患，瘰疬。

【翳风】："翳"，用羽毛做的华盖也，为遮蔽之物。且平近风池。能治风证。

主治：口眼㖞斜、牙关紧闭、齿痛、颊肿、耳鸣、耳聋等头面五官疾患，瘰疬。

【瘈脉】："瘈"通"瘛"，瘛疭。《黄帝内经·素问·玉机真藏论》云："筋脉相引而急，病名曰瘛。""脉"，指筋脉及耳后的青脉。是治疗筋脉瘛疭的耳后青脉。穴在耳后青筋处，对小儿筋脉瘛疭病有显效，因其用而得名。

主治：耳聋耳鸣，视物不清；呕吐泄泻；小儿惊痫，惊恐，瘛疭；头痛等。

【颅息】："颅"，头盖骨也，穴在颅侧睡眠着枕处，有关于息。

主治：头痛，耳聋，耳鸣；小儿惊风。

【角孙】：穴对耳上角，细络旁通，故名"角孙"。细络为孙络。

主治：耳部肿痛，目赤肿痛，目翳，齿痛，唇燥，项强，头痛。

【耳门】：穴在耳前上切迹微前陷中，本经支线从耳后入耳中，由本穴出走耳前，故名"耳门"。

主治：耳聋，耳鸣、聤耳；齿痛。

【耳和髎】：穴在耳门稍上，陷中。有关听觉，老子曰："声音相和"，故名"和髎"。

主治：头痛，耳鸣；牙关紧闭，口㖞。

【丝竹空】：丝，细络也，空，孔窍也。眉犹竹叶。本穴在眉梢外侧端，穴下孔窍，细络旁通，故名"丝竹空"。

主治：目赤肿痛，眼睑瞤动；头痛，齿痛；癫狂痫。

6. 手太阳小肠经

【少泽】：少泽是手太阳小肠经的井穴，五行属金。"少"即幼小，"泽"指沼泽，此穴为手太阳小肠经井穴，脉气初生，位处小指外侧陷中，犹如小泽，故名"少泽"。

主治：乳痈、乳汁少等乳疾，昏迷等急证、热证，头痛、目翳、咽喉肿痛等头面五官病证。

【前谷】："前"，与后相对。"谷"，两山的中空部位也。

主治：热证，乳痈、乳汁少等乳疾，头痛、目痛、耳鸣、咽喉肿痛等头面五官病证。

【后溪】：后溪是手太阳小肠经的腧穴，五行属木；八脉交会穴之一，通督脉。"后"为前之对，"溪"指沟溪，第五掌骨高突如山，后缘凹陷如溪，穴在其间，故名"后溪"。

主治：头项强痛、腰背痛、手指及肘臂挛痛等痛证，耳聋、目赤，癫狂痫，疟疾。

【腕骨】：穴所在部位为手腕部也。

主治：指挛腕痛、头项强痛，目翳，黄疸，热证、疟疾。

【阳谷】："阳"，阳气也。"谷"，两山所夹空虚之处也。穴在腕关节阳侧凹窠中，故名"阳谷"。《黄帝内经》云："肉之大会为谷，肉之小会为溪。"

别名：肉会。即肌肉之端，着骨之处，两处肌肉交会也。

主治：颈颔肿、臂外侧痛、腕痛等痛证，头痛、目眩、齿痛、耳鸣、耳聋等头面五官病证，热证，癫狂痫。

【养老】："养"，生养、养护也。"老"，与少、小相对，为长为尊也。凡用本穴，补多泻少。又宜多灸。

主治：目视不明，肩、背、肘、臂酸痛，腰痛。

【支正】："支"，树之分支也。"正"，气血运行的道路正也。本经转成当前直线，穴适当腕肘折中处，因名"支正"。

主治：头痛，项强，肘臂酸痛；热证；癫狂；疣证。

【小海】：本穴与少海虽不同经，而穴底极为接近，故名"小海"。

主治：肘臂疼痛、麻木，癫痫。

【肩贞】：凡不利于操作者，取此穴俾复续其干事之能力也。穴在夹臂缝中，故名之以"肩"，"贞"指第一，此穴为本经入肩部的第一穴，故名"肩贞"。

主治：肩胛痛、手臂麻痛、二肢不举、缺盆中痛、伤寒、寒热、耳聋、耳鸣、颔肿、瘰疬。

【臑俞】："臑"，动物的前肢。"俞"，输也。穴内气血是来自手臂下部各穴上行的阳气聚集而成，故名。

主治：肩臂疼痛，肩不举；瘰疬。

【天宗】：穴在天宗骨上，故名"天宗"。天宗，星名，又统指天象、天神或帝王之宗室，乃众所瞻仰之处。本穴与曲垣、秉风等穴排列如星象，故皆仿取星名以名之，受曲垣、秉风外绕，本穴居中如枢，故称之为"天宗"。治证与曲垣、秉风略同。

主治：肩胛疼痛，乳痛，胸胁支满，咳嗽，颊颔肿，咳逆抱心。

【秉风】："秉"，执掌之意。"风"，风邪。本穴为执掌治疗风邪之所在。

主治：肩胛疼痛、上肢酸麻等肩胛、上肢病证。

【曲垣】：穴在肩胛岗上窝凹曲处。肩下各穴，列如星象；环绕如垣，故名"曲垣"。

主治：肩胛背项疼痛。

【肩外俞】："肩"，穴所在部位为肩胛也。"外"，肩胛外部也。俞，输也。

主治：肩背疼痛、颈项强急等肩背、颈项痹证。

【肩中俞】：本穴近于大椎，较肩外俞稍上。内应于肺，故治咳嗽上气。肩外、肩中二穴俱在肩下，近于督脉，督脉居背部正中，故本穴名"肩中俞"。

主治：咳嗽、气喘，肩背疼痛。

【天窗】：本穴能疗聋、暗、咽肿、噤口及人体上部诸孔窍疾患，有如开窗通气者，故名"天窗"。

别名：窗聋。窗，窗户，开阖的机关也。聋，耳之闭塞不通也。

与该穴主治空窍有关。

主治：耳鸣，耳聋，咽喉肿痛，颈项强痛，暴喑，颈椎病。

【天容】："天"，人体上部。"容"，为防矢容器。天容为防护头颈之处。

主治：耳鸣、耳聋、咽喉肿痛等五官病证；头痛，颈项强痛。

【颧髎】："颧"，颧骨也，指穴所在的部位。"髎"，孔隙也。

别名：椎髎、权髎。椎，捶击之器。权，秤锤也。

主治：口眼㖞斜、眼睑瞤动、齿痛、三叉神经痛等局部病证。

【听宫】：穴在耳前上切迹之前。耳司听，故名"听宫"。宫，深室也，以喻耳窍。

别名：多所闻、多闻。

主治：耳鸣、耳聋、聤耳等耳疾，齿痛。

7. 足阳明胃经

【承泣】：承泣为阳跷脉、任脉、足阳明胃经的交会穴。"承"即承接，"泣"指眼泪，此穴在目下，故名"承泣"。

别名：鼷穴、面髎、溪穴。鼷穴，地部之小洞也。面髎，面部之孔隙也。溪穴，孔隙中流水的小溪也。皆指有地部孔隙沟通阳明胃经体内与体表经脉，气血物质内外相通。

主治：目疾（目赤肿痛、流泪、夜盲、眼睑瞤动、近视、角膜炎、视神经萎缩、眼睛疲劳、白内障等），面肌痉挛，面神经麻痹。

【四白】："白"指光明，本穴能使目明四方而光明，故名"四白"。

主治：目赤痛痒，目翳，眼睑瞤动，口眼㖞斜，头痛眩晕，痴呆。

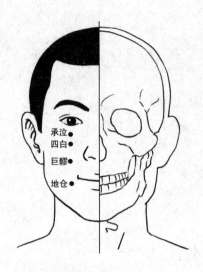

承泣
四白
巨髎
地仓

【巨髎】：穴在上颚骨与颧骨接缝中，为面骨巨隙，故称"巨髎"。

主治：口眼㖞斜，眼睑瞤动，鼻出血，齿痛，唇颊肿。

【地仓】："地"，指地格。"仓"，藏谷处。古人面分三庭，鼻以上为上庭，鼻为中庭，鼻以下为下庭，合为天人地三格。脾胃为仓廪之官，口以入谷，必以口纳之，此穴在口角之傍，故以"地仓"喻为穴名。

别名：会维、胃维。"会"，相会也。"胃"，胃经气血也。"维"，维持、维系也。会维、胃维名意指穴内的气血物质对人体的正常运行有维系的作用。胃为人的后天之本，人的头部及身体中下部的气血要靠本穴输配，本穴气血的输配正常与否直接关系着人体的各种生理功能是否正常，故而名为会维、胃维。

主治：口眼㖞斜，流涎，眼睑瞤动。

特发性面神经麻痹是由茎乳孔内面神经非特异性炎症导致的，

中医称之为"吊线风""口㖞"等，是临床常见病证。基于《黄帝内经》理论，综合了《黄帝内经·灵枢·官针》中的关刺、恢刺、合谷刺等方法，我在治疗中采用经筋刺法，阳白、四白穴一针多向透刺，有宣散局部气血，改善抬眉不能、闭目露睛的功效；地仓刺络拔罐可以活血通经，治疗口角㖞斜、流涎；合谷采取巨刺法，刺健侧平衡阴阳，诸穴共奏疏风通络、活血之功。

【大迎】："大"，多也、尊也。"迎"，受也。大迎穴名意指胃经气血物质的大部分由本穴上输头部。大迎的物质由地仓穴分配而来，一支是由头面循项下走胸腹，一支由本穴上走头部。由于头部为君主之地，因而上输头部的"皇粮"其量也大、其质也精，运送亦有浩荡之势，故名"大迎"。

别名：髓孔。"髓"，脑为髓海，髓即头之脑也。"孔"，孔隙也。髓孔名意指本穴物质上输脑部。

主治：口㖞，口噤，颊肿，齿痛。

【颊车】："颊"，指穴所在的部位为面颊。"车"，运载工具也。颊车穴名意指本穴的功用是运送胃经的五谷精微气血循经上头。本穴物质为大迎穴传来的五谷精微气血，至本穴后循胃经输送于头，若有车载一般，故名"颊车"。

别名：（1）曲牙、牙车。穴位于下颌角前上方，其内部为牙。（2）机关。"机"，巧也。"关"，关卡也。穴位于下颌关节处，关卡的方式十分巧妙，故名"机关"。（3）鬼床。鬼，与神相对，可治疗癫狂痫证。

主治：牙痛，口眼㖞斜，腮腺炎，下颌关节炎，神志疾病。

【下关】：关，为开阖之枢机。本穴有关牙齿开阖，故称之以"关"，以其在颧骨弓下，且与上关相对，故名为"下关"。

主治：耳聋，耳鸣，聤耳；牙痛，口噤，口眼㖞斜，面痛，三叉神经痛，面神经麻痹，下颌疼痛，牙关紧闭，张口困难，颞颌关节炎。

【头维】："头"，穴所在部位，亦指穴内物质所调节的人体部位为头。"维"，维持、维系之意。胃经属多气多血之经，对头部各项功能的正常运转起着重要作用，而胃经气血传之于头，又是靠本穴传输，故名"头维"。

别名：颡大。"颡"，额头。"大"，多也，指穴内的气血盛大之意。胃经属阳明，多气多血之经，与其他经脉相比，胃经输送头部的气血物质要多，而本穴又为胃经气血上供头部的出口，其转运的气血物质也多，故名"颡大"。

主治：偏正头痛，目眩，迎风流泪，眼睑瞤动，视物不明，目痛，喘逆烦满等。该穴有宁心安神定志之功，常与神庭、太阳等穴用作醒脑开窍之辅穴。

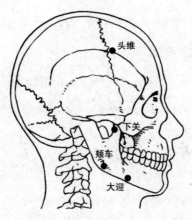

【人迎】：穴在颌下、颈部两侧，迎前显见之处，亦即饮食吞咽之处，故名"人迎"。人迎为足阳明胃经、足少阳胆经、阳维脉的交会穴，穴处动脉应手，为古法诊脉三部九候之一。各方书所称人迎脉者，即指此处显动之脉也。

别名：天五会、五会。本穴位于颈动脉搏动处，候五脏气，故名。

主治：咽喉肿痛、高血压、头痛、瘰疬、饮食难下、胸满气喘、胸满气逆、呼吸喘鸣、瘿气、喘息、咯血、眩晕等。

我认为气海失司是高血压的主要病机，所以提出了"气海"理论治疗高血压，创立了以"活血散风、调和肝脾"为治则，以人迎为主穴的针刺疗法。《黄帝内经·太素》曰："足阳明脉迎受五脏六腑之气以养于人，故曰人迎。"针刺人迎可起到调和气血、调畅气海的作用。在现代解剖学中，该穴位于颈动脉窦的位置，其血管壁外膜下有丰富的感觉神经纤维，其分支末端为压力感受器，受刺激后将兴奋传导到延髓心血管中枢，引起迷走神经兴奋性升高，交感神经紧张度降低以减慢心率，抑制交感缩血管中枢使血管舒张，从而降低外周阻力，最终使偏高的血压下降到正常。操作方法：直刺1.5寸，视针体随动脉搏动节律而晃动时，施用小幅度；高频率捻转补法，即捻转幅度小于90°；捻转频率为120~160转/分钟，行手法1分钟，留针15分钟。临床证实该穴不仅可以即刻降低血压，对血压长期平稳、调节昼夜节律、减少靶器官损害亦有益处。

【水突】：穴在人迎之下，结喉两旁，人当饮食下咽时，本穴向上冲动，气向上冲，即"突"之意也。气水同源，故名"水突"。

别名：水门。水，指穴内物质为水。门，出入之处，开阖的机关也。水门穴名意指本穴为经水出入的门户。

主治：咽喉肿痛，咳嗽，气喘。

【气舍】：气，呼吸之气。舍，居住休息之处。意为呼吸之气在此停留。

主治：咽喉肿痛，气喘，呃逆，瘿瘤，瘰疬，颈项强。

【缺盆】：古代解剖名。"缺"，空缺也。"盆"，受盛之器也。该穴在锁骨上窝，形如破缺之盆，故名"缺盆"。

别名：天盖、尺盖。

主治：咳嗽，气喘，咽喉肿痛，缺盆穴中痛，瘰疬。

【气户】："气"，指本穴调节的气血物质为天部之气。"户"，古指单扇门，引申为出入的通道。该穴名意指本穴为胃经气血与外界交换的门户。

主治：咳嗽，气喘，呃逆，胸胁支满，胸痛。

【库房】："库"，储物之仓也。"房"，地面建筑之物也。该穴名意指胃经气血中的五谷精微物质在此屯库。

主治：咳嗽，气喘，咳唾脓血，胸胁胀痛。

【屋翳】："屋"，地面建筑也。"翳"，古指用羽毛做的华盖或遮蔽之物，本穴上有库房之房，下有膺窗之窗，犹尾檐之遮翳，故名"屋翳"。

主治：咳嗽，气喘，咳唾脓血，胸胁胀痛，乳痈。

【膺窗】："膺"指胸膺，"窗"即窗户。穴在胸部，可疏泄胸中郁气，故名"膺窗"。

主治：喘哮咳逆，寒热，胸满短气，卧不得安，肋痛，乳痛，肠疝痛，唇肿，肠鸣泄注，胸塞痛肿。

【乳中】："乳"，乳房也。"中"，正也。"首"，头也。"当"，正对也。乳中、乳首、当乳等穴名意皆指本穴为乳头标志，无他意。

主治：本穴不针不灸，只作胸腹部腧穴定位标志。《针灸甲乙经》："禁不可针灸，灸刺之，不幸生蚀疮，疮中有脓血清汁者可治，疮中有息肉若蚀疮者死。"现代仅作胸腹部取穴标志，禁刺灸。产后按摩产妇乳中穴、乳根穴能有效促进乳汁分泌。

【乳根】："乳"，穴所在部位也。"根"，本也。穴在乳房根部，故名。

别名：薛息。薛息，歇息之假用也，亦为停驻之意。薛息穴名意指胃经气血物质在此停驻，故名。

主治：咳嗽，气喘，胸痛，少乳，乳痈，肋间神经痛，乳腺炎等。

【不容】：穴平脐上6寸，胃纳水谷达此高度，则不可再纳，故名"不容"；又解本穴治呕吐不食及两胁胀满，有不可容物之势。

主治：胃痛，腹胀，食欲不振，脘腹胀满，呕吐，嗳酸，不嗜食，口干，肠鸣，腹痛，咳嗽，肋下痛，疟癖。

【承满】："承"，受也。"满"，满盛也。该穴名意指上腹可承受饱满之处。

主治：胃痛，吐血，食欲不振，腹胀。

【梁门】："梁"，通粮。"门"，出入通达之处。穴在承满之下方，正为粮谷下行之门户。此为治心下痞满积聚之伏梁证的常用穴，既为五谷入胃之通路，且可消胀化食也。

主治：呕吐，腹胀，呃逆，纳呆，完谷不化，腹中积滞，大便溏薄，痰饮心痛，疝痛，脱肛，泄泻，便溏，肠炎，痢疾。

【关门】："关"指关隘，"门"即门户，穴在胃脘下部，约当胃肠交界之关，如同门户，故名"关门"。

别名：关明（《千金翼方》）。

主治：腹胀，腹痛，肠鸣泄泻，水肿。

【太乙】：《河图》以中宫为太乙。养生家以脐下为太一君。二意相同，隐喻太乙为腹中央也。中医以脾为中土，其取意亦与太乙、太一相同。本穴平于下脘，穴底挨近脾脏并胰而言，内应小肠，小肠多曲，以及横结肠两曲端，亦太乙曲屈之象也。

主治：胃病，心烦，癫狂。

【滑肉门】："滑"，滑利，光滑也。"门"，通向之意。意为通向滑肉（大肠、小肠）也。

主治：胃痛，呕吐，癫狂。

【天枢】："枢"，枢纽。本穴内应横结肠屈曲迥折之端，其功能长于助使膈下脏器运行加速，即辅助肠中水谷气化吸收水分，排出干便，增益蠕动之力，因名"天枢"。

别名：（1）长溪、长谷。"长"，源源不断也。"溪"，水流的路径也。"谷"，狭谷也。长溪、长谷名意指本穴的气血强盛，向外输出源源不断。（2）谷门、谷明。穴近于横行结肠之两端，其用能通肠滞及燥结。（3）循际、循元。"循"，循气血运行的固有道路运行也。"际"，际会也。"元"，本元也。循际、循元穴名意指本穴的气血强盛，循气血物质的固有通路外输大肠经。理同天枢名解。（4）补元。"补"，充补也。"元"，本元也。补元穴名意指本穴的气血强盛，为人体后天之气的充补之元。

主治：便秘、腹痛、腹胀、腹泻、痢疾等胃肠病，月经不调、痛经等妇科疾患。

【外陵】："外"，指本穴位于体表。陵，丘陵，为表面凸起之处。

主治：腹痛，疝气，痛经，泄泻，痢疾，腹胀，肠鸣。

【大巨】：饱满充实之意。穴在腹部高大充实之处，内应小肠及膀胱部位，其所包裹者丰富，犹如巨大的仓库。

主治：小腹胀，小便不利，疝气，遗精，早泄。

【水道】："水"即水液，"道"即道路，穴位深部相当于小肠并靠近膀胱，属下焦，为水道之所出，善治各种水肿病，故名。

主治：便秘，下身浮肿，小便淋沥，遗尿，癃闭，月经不调。

【归来】：归来，是返回的意思。养生吐纳者，当吸气时腹气上升，与中气交会于气海处。呼气时，腹气下降，名曰"气息归根"。本穴为腹气下降时之根，故名"归来"。言返本也，即归根也，言其向下行动也。本穴有返本归根、理复还纳之功，穴主少腹奔豚、卵上入腹引茎中痛、七疝、阴挺诸病。归来者，能使不归之气，移位之丸，返回本位之意也。

别名：溪穴、溪谷、豁谷。形容本穴气之运行也。

主治：便秘、腹痛、疝气、月经不调、白带异常、阴挺、奔豚等。

便秘是脑卒中后多见的并发症。特别是脑卒中急性期，由于便秘引起腹压的增高，进而影响血压及脑压的调整。祖国医学也认为，在急性病证之时，通腹气是治疗的关键。我在治疗便秘时，常取双侧丰隆、左侧水道、归来、左外水道、外归来。左侧外水道、外归来分别位于水道、归来旁开2寸，四穴直刺，进针2.5～3寸，施呼吸泻法，行手法1分钟，留针15分钟。

【气冲】：气冲是足阳明胃经、冲脉的交会穴，是冲脉的起点。"气"指经气，"冲"指冲要，穴在气街部位，当冲脉起始部，为经气之要道，故名"气冲"。

别名：气街。"气"，穴内气血物质为气也。"街"，通行之道路也。《黄帝内经·素问·痿论篇》曰："冲脉者，经脉之海也，主渗灌溪谷，与阳明合于宗筋，阴阳总宗筋之会，会于气街，而阳明为之长……"此段文字即说明冲脉为诸经脉之源，且会于足阳明气街穴，足阳明受其气血而为之长。

主治：腹痛，阳痿，阴肿，疝气，月经不调，不孕。

【髀关】："髀"，指股部及下肢。"关"，机关。指穴处乃下肢运动之机关也。穴对下肢拘挛疼痛诸病均有效。

主治：下肢痿痹、腰膝冷痛等腰及下肢病证。

【伏兔】："伏"，俯伏。"兔"，兽名。指穴处状如俯伏之兔。股前方肌肉丰厚，形如兔伏。

别称：外沟、外丘。"外"，外部也。"丘"，丘陵、土丘也。意指其体表形态。

主治：下肢冷痛，下肢痿痹，脚气，疝气。

【阴市】："阴"，与阳相对。"市"，聚散之地。穴位居下，易为寒湿所聚，又因本穴虽属阳经，而所治则多为阴证。犹与足太阴之血海交易互市，故名"阴市"。

别名：阴鼎。本穴属阳经，为阳为热，富于火力，故能消散阴翳，故别名又称"阴鼎"。

主治：腰膝如注水，寒疝，痿痹，风湿，屈伸不利。

【梁丘】："梁"，指粮食，参"梁门"条。"丘"，丘陵。胃为仓廪之官，此为胃之郄穴，譬如梁谷积聚之丘陵也。屈膝取之，骨亘如梁，筋犹小丘，穴在膑上，因名"梁丘"。

主治：胃脘疼痛，胃痉挛，肠鸣泄泻，膝关节肿痛，伸屈不利，乳痈，乳腺炎，膝脚腰疼痛，鹤膝风，膝胫痹痛，下肢不遂，痛经。

【犊鼻】："犊"，小牛也。膝下直筋外侧，其处形如牛鼻，因名"犊鼻"，取象形也。

别名：外膝眼。"外"，外部。"膝"，膝部。"眼"，凹陷之处。外膝眼穴名意指本穴为膝外凹陷处。

主治：膝痛，麻木，屈伸不利，下肢瘫痪，膝关节及其周围软组织疾患等。

【足三里】："足"，指下肢，相对于手而言。"三里"，指长度及人身上中下三部之里。以其与外膝眼的距离及通乎三焦之里而言。三里，主要是指三寸。又与手阳明之三里上下相应。

别名：（1）下陵。下，下部。陵，土丘也。下陵名意指本穴为胃经气血集聚之处。（2）胃管。意指本穴为胃经运行的通道。（3）鬼邪。鬼，与神相对，可治疗癫狂痫类疾患。

主治：胃痛，呕吐，呃逆，腹胀，腹痛，肠鸣，消化不良，泄泻，便秘，痢疾；咳嗽气喘，心悸气短，乳痈；失眠，癫狂，眩晕；虚劳羸瘦，水肿；膝痛，下肢痿痹，脚气。

足三里是本经的合穴，又是胃腑下合穴，有健脾和胃、扶正培元、通经活络、防病保健的作用，故有"肚腹三里留"之说。《黄帝内经》云："胃者水谷之海，其输在气街，下至三里。"刺灸法均可补益后天脾胃之气，以调节一身阴阳。

【上、下巨虚】："上"，相对于下而言。"巨"，巨大。"虚"，空虚。本穴位于小腿外侧，大空隙之上端。

别名：上、下廉。以在小腿外侧，故名"廉"。与手之上下廉可以互参。

主治：下肢痿痹、膝痛，泄泻、痢疾、肠鸣、便秘。

【条口】：本穴与两巨虚同在一条缝隙中，上巨虚在缝隙上端，下巨虚在缝隙下端，本穴当其正中，取此穴时足尖稍扬，以其关于趾长伸肌也。扬足尖，则三穴处，形成一大条口，因以"条口"名其穴。

主治：下肢痿痹，跗肿，转筋；肩臂痛。

【丰隆】：丰隆，丰盛之意，又雷神名。象地气升发、万物丰隆及小腿前方之肌肉高大丰满也。丰隆是雷和云的意思。此为足太阴、阳明之络穴，正有地气丰隆、云雷所生之义。丰隆又为肌肉丰满的意思，穴在小腿前方肌肉丰满高大处，正丰隆之象也。

主治：便秘、头痛、眩晕、咳嗽痰多等痰饮病证，癫狂，下肢痿痹。

丰隆为胃经络穴，有健脾化痰、和胃降逆、开窍的作用。刺之可助脾胃运化、宽肠导气，如刺双侧丰隆、左侧水道、归来、左外水道、外归来治疗便秘，丰隆直刺1.5寸，施捻转提插泻法1分钟。

【解溪】："解"，散也。"溪"，地面流行的经水也。本穴物质为丰隆穴流来的地部经水，至本穴后如鞋带般散解，喻意经水流行无固定的路线，故名。

别名：草鞋带穴，鞋带。穴处正是系鞋带的部位。

主治：头痛，眩晕，癫狂；腹胀，便秘；下肢痿痹，足踝肿痛。

足内翻、足腕关节屈伸受限是脑卒中病常见后遗症，严重影响患者的下肢运动。除丘墟、照海穴外，亦使用本穴，直刺0.5~1寸，提插泻法至足不自主抽动3次为度，可改善患者足腕关节运动功能。

【冲阳】：本穴在足跗、阳经外侧、与太冲穴为邻，故名"冲阳"。"冲"，具当前正迎之意。凡人举足迈进，或扬脚撩踢之时，足跗首当其冲，即"冲阳"之意也。

别名：（1）会原、会骨、会屈、会涌。"会"，聚会。本穴为原穴，为胃经气血的重要来源。（2）跗阳。"跗"，脚背也。"阳"，阳气也。跗阳穴名意指本穴为脚背阳气的主要输供之处。

主治：胃痛，胃胀；口喎，齿痛，面肿；足背肿痛，足痿无力。

【陷谷】：指经气自高而下走向第二、三跖趾关节如陷阱如谷之处。

主治：目赤肿痛，面浮肿；足背肿痛，足痿无力。

【内庭】：门内曰庭，主屋正室亦曰庭。本穴之下为"厉兑"。"兑"于《易经》为口，为门。本穴犹在门庭之内也。又一说

"内"，内里，内方；又同枘，同纳。枘是卯眼，凿是榫头，卯眼与榫头的关系称为凿枘。"庭"，庭堂，亦处所之意。指穴在跖趾关节形如凿枘之隐蔽处。跖趾关节凹陷如枘，趾骨如凿，穴在形如凿枘之枘之处也。

主治：齿痛、咽喉肿痛、鼻出血等五官热性病证；吐酸、腹泻、痢疾、便秘等肠胃病证；足背肿痛，跖趾关节痛。

【厉兑】：《易经》曰："兑，为门。""厉兑"，即巨门也。大门以内，即是内庭。厉兑穴有如胃经之门户。足阳明脉"挟口环唇"，胃为水谷之海，纳食须以口，本穴主治口噤、口僻，以及相关疾患，故名"厉兑"。

主治：齿痛，口喝，咽喉肿痛，鼻出血，癫狂，热证；足背肿痛。

8. 足少阳胆经

【瞳子髎】："瞳子"，指眼珠中的黑色部分，为肾所主。"髎"，孔隙也。穴在目外角骨隙中，因名"瞳子髎"。

别名：（1）鱼尾。穴位于目外眦尽处。（2）前关。出自《备急千金要方》。（3）后曲。出自《外台秘要》。

主治：目赤、目痛、目翳等目疾；头痛，口眼喝斜。

【听会】：听会者，即耳能听闻声音也，周围有耳和髎、耳门、听宫，本穴为司听之会，而名"听会"。

主治：耳鸣，耳聋，流脓，齿痛，下颌脱臼，口眼喝斜，面痛，头痛。

【上关】：与下关相对而言也。下关在颧骨弓下，本穴在颧骨弓上，故名"上关"。

别名：客主人。本穴近于太阳，为至尊至贵之处。

主治：耳鸣、耳聋、聤耳等耳疾；齿痛、面痛、偏头痛、口眼喝斜、口噤等头面疾患；惊痫，瘛疭。

【颔厌】："颔"，下巴也。古"厌"与"餍"通，当嚼咽食物时，颔下与颞颥俱动，是颔下与本穴有牵合也，因名"颔厌"。

主治：偏头痛、耳鸣、齿痛等头面五官疾患；眩晕；癫痫，瘛疭。

【悬颅】："悬"，吊挂也。"颅"，指头盖骨。可治疗头面部疾患。

主治：偏头痛、齿痛、面肿、鼻出血等头面五官疾患。

【悬厘】：为手少阳三焦经、足少阳胆经、足阳明胃经的交会穴。"悬"即悬垂。"厘"通"氂"，指长毛。此穴在颞颥部，悬垂的长发之中，故名"悬厘"。

主治：偏头痛，面肿，目外眦痛，耳鸣，上齿痛。

【曲鬓】："曲"，弯曲。"鬓"，鬓角。指穴当鬓角之弯曲处。

主治：偏头痛、齿痛、颔颊肿、目赤肿痛等头面五官疾患，眩晕。

【率谷】：穴在侧头骨与颞颥骨合缝处。其缝犬牙交错、曲如蛇行。《孙子》："夫用兵者，譬如率然，率然者，常山之蛇也。""谷"即缝也，因名此缝合处为"率谷"。

主治：头痛，眩晕，呕吐，小儿惊风，偏头痛，三叉神经痛，面神经麻痹，眩晕，顶骨部疼痛，胃炎。

【天冲】：星名，崴星之精，流为天冲。"冲"，通也。本穴又名"天衢"。"衢"，四达也，与"冲"意同。《易·大畜·上九》中"何天之衢"注："何其通达之甚也。"可知本穴功能在于通也。

主治：头痛，齿龈肿痛，癫痫，惊恐，瘿气。

【浮白】："浮"，漂浮也。"白"，肺之色也。本穴能收敛少阳浮越之气也。

主治：头痛，眩晕；耳聋，耳鸣；瘿气，瘰疬。

【头窍阴】："头"，指穴处的部位在头部。"窍"，孔穴、空窍之意。"阴"，阴窍。

别名：枕骨。"枕"，睡眠时头部的最低点也，此指本穴所在的部位。

主治：头痛，眩晕；耳鸣，耳聋；瘿气。

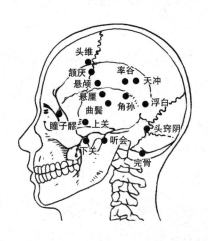

【完骨】：穴在耳后高骨后缘。其处高坚，当头侧外卫之要冲，最须坚固，故名之"完骨"。又解为古代解剖名，今之颞骨乳突。

主治：头痛，失眠，癫痫，面神经麻痹，失语，腮腺炎，齿龈炎，中耳炎，扁桃体炎，口唇肌肉萎缩，牙痛。

【本神】："本"，人之根本也，该穴为人体神气之根本。本穴在前额发际，内应于脑。与神庭、临泣相平，故善治有关神识诸病。

主治：头痛，眩晕；癫痫，小儿惊风，脑卒中；不寐。

【阳白】：穴在前额发眉之间，直上瞳子。"阳"为"阴"之对，白指光明，前额为阳，穴在前额眉上方，有明目之功。

主治：目赤肿痛、眼睑下垂、口眼㖞斜、头痛等头目疾患。

【头临泣】：头临泣是足太阳膀胱经、足少阳胆经、阳维脉的交会穴。本穴在前额发际，正当上液之道，酸楚临此，而涕泪俱下，故名"临泣"。

别名：临池。临池穴名意与头临泣同。

主治：头痛、目痛、目翳、鼻渊等头面五官病证；小儿惊痫，癫痫。

【目窗】：本穴为目力精华上达荟萃之处。

别名：至荣、至宫。"至"，最也、极也。"荣"，茂盛之状，此指穴内的经气充实饱满。

主治：头痛，目眩，目赤肿痛，远视，近视，面浮肿，上齿龋肿，小儿惊痫。

【正营】：人之神智在脑，脑为一身之主宰，犹人世之君主也。本穴有关治脑，犹天子之营室也，故名"正营"。

主治：头痛、头晕、目眩等头目病证。

【承灵】："承"，承受也。"灵"，神灵也。脑为神明之府，穴关神识，故名。

主治：头目痛，眩晕；鼻渊、鼻出血。

【脑空】：穴内应大小脑之夹间，即脑之空隙处也。脑宜常空，故名。

别名：颞颥。颞颥指颅骨之一，为头两侧区域。

主治：头痛，眩晕；颈项强痛；癫痫，惊悸。

【风池】：穴在脑后，与风府相平，为风邪入脑之冲。"池"，喻水之汇贮也。该穴擅治风袭之病。

主治：头痛、眩晕、目赤肿痛、鼻渊、耳鸣等头面五官病证，脑卒中、不寐、癫痫等神志病证，颈项强痛。

椎-基底动脉系统是颅脑供血的一部分，负责颅内1/3的血供，与颈内动脉系统有丰富的吻合支，是脑卒中病人侧支循环建立的重要组成部分。我选取双侧风池，向对侧眼角直刺1～1.5寸，双侧完骨、双侧天柱，直刺1～1.5寸，均施用小幅度、高频率捻转补法，行手法1分钟。要求双手操作，留针15分钟。三穴合用，可疏风清热、清利头目。

【肩井】："肩"，项下的部位。"井"，深凹有水之处。穴在肩部正中凹陷如井之处，故名。

别名：（1）肩解，肩关节。（2）膊井。"膊"，大肉块之意。"井"，孔隙也。本穴位于肩上肌肉丰满之处，为人体局部重力场的最高点，故名。

主治：肩背痹痛、上肢不遂、颈项强痛等肩颈上肢部病证；瘰疬；乳痈，乳汁不下；难产，胞衣不下。

【渊腋】：本经起于头侧，注于风池。下肩井，行于腋下，由身侧下行。本穴与天泉、极泉、天溪等穴傍近。其意则渊，其位则腋。犹腋下渊泉，故名。

主治：胸满、胁痛，上肢臂痛。

【辄筋】："辄"，原指车两旁靠板。"筋"，即筋肉。此穴当胸胁筋骨之间，故名"辄筋"。

别名：胆募。《针灸大成》谓本穴为胆之募，故又名"胆募"。

主治：胸满，气喘；呕吐，吞酸；胁痛，腋肿，肩背痛。

【日月】：日月是胆的募穴，足太阴脾经、足少阳胆经的交会穴。"日"即太阳，"月"即月亮。日为阳，指胆；月为阴，指肝。此穴为治肝胆的要穴，故名"日月"。

别名：神光。神之光，日与月也。又以本穴挨近期门，按针灸家经验，本穴能佐期门、调月信，更知日月之义。

主治：呕吐呃逆、反胃吞酸、口苦多唾、黄疸、胸闷、胸胁疼痛、四肢不收。

【京门】："京"，指发源地，又含京都之意。"门"，指出入之处。本穴为肾之募穴，主治水道不利，为益肾利水之要穴，水液出入之门户，故名。

主治：小便不利，水肿；胁痛，腰痛；腹胀，泄泻，肠鸣，呕吐。

【带脉】："带"，指束带。带脉为奇经八脉之一，在人身匝腰一周，如束带然。故名为"带脉"。主治妇女经带疾患，故名。

主治：月经不调、带下、经闭、小腹痛等妇科病证；胁痛，腰痛。

【五枢】："五"，中数也，又通"午"，有纵横交错之意；"枢"，指通上转下之意。本穴在带脉下3寸，适当人身长度之折中处，又为经脉纵横交错髋部转枢之处，故名。

主治：带下、月经不调、阴挺、小腹痛等妇科病证，疝气，腰胯痛。

【维道】："维"，系物的大绳或维持之意。"道"，道路。本穴为足少阳与带脉之会，参与维系，且具输达之力。

别名：外枢。"外"，带脉之外也。"枢"，门户的转轴也。

主治：带下、月经不调、阴挺、小腹痛等妇科病证，腰胯痛。

【居髎】："居"，端坐也，人当端坐时，则此穴位置凹隙下，以其居则成髎，故名"居髎"。

主治：腰胯疼痛、下肢痿痹等腰腿病证，疝气。

【环跳】：每见人当跳跃时，必先蹲身屈其胯膝，则本穴形成半环形之凹隙，因名"环跳"。

别名：髋骨，分为中，环各，髀枢，髀厌。

主治：腰腿痛，下肢痿痹，半身不遂。

【风市】："风"，风气也。"市"，集市也。为治诸风证之要穴。

主治：常用于半身不遂、下肢痿痹、股外侧皮神经痛、腰病及脚气的治疗和保健。

【中渎】："中"，指中间。"渎"，水之大川。指穴在股外侧足太阳、阳明两经之中，形如大川的大沟中。手足少阳上下同气，下肢之中渎与上肢之四渎也有互相应称之意。

主治：下肢痿痹、麻木，半身不遂。

【膝阳关】：本穴当膝关节外侧，故名"阳关"，示意阳侧之膝关也。

别名：关阳，关陵，阳陵。与膝阳关意同。

主治：膝关节炎、下肢瘫痪、膝关节及周围软组织疾患，脚气，股外侧皮神经麻痹，坐骨神经痛。

【阳陵泉】：阳陵泉是足少阳胆经的合穴，胆的下合穴，八会穴之筋会。"阳"为阴之对，外为阳。"陵"即丘陵。"泉"即水泉。膝外侧腓骨小头隆起如陵，穴在其下陷中，犹如水泉，故名"阳陵泉"。

主治：多用于筋病，如半身不遂，下肢痿痹、麻木，膝膑肿痛，脚气，胁肋痛，口苦，呕吐，黄疸，小儿惊风。

【阳交】："阳"，阳气也。"交"，交会也。本穴为本经与阳维之会，又本穴挨近足太阳、阳明。故《针灸大成》谓本穴"斜属三阳分肉之间，为阳维之郄"。

别名：（1）别阳，别阳指胆经由此别走阳维脉。（2）足髎。"足"，指穴所在的部位为足部。"髎"，孔隙之意。

主治：胸胁胀满疼痛，面肿，惊狂，癫疾，瘛疭，膝股痛，下肢痿痹。

【外丘】：穴在下肢外侧，人当努力时肌肉隆起之处，与足阳明之丰隆穴同在一条肉棱，故与"丰隆"穴之丰满坟起，名义略同，故名"外丘"。

主治：颈项强痛，胸胁痛，疯犬伤毒不出，下肢痿痹，癫疾。

【光明】：光明，光彻明亮也。穴能使头目清明，故名。

主治：目痛，夜盲，乳胀痛，膝痛，下肢痿痹，颊肿，视神经萎缩，视物不明。

【阳辅】："阳"，指小腿的外侧。"辅"，辅助，辅骨。言穴居小腿辅骨之前外方也。小腿骨古称辅骨，内侧称内辅，外侧称外辅。外辅骨又单指今之腓骨。穴在小腿外侧、腓骨前方，故名。

主治：偏头痛，目外眦痛，腋下痛，瘰疬，腰痛，胸胁及下肢外侧痛，疟疾。

【悬钟】："悬"，悬挂，悬系；又钟锤与簴架均名悬。钟是乐器，又为钟铃。穴效如悬挂之钟，又当系带脚铃之处也。悬，通县，县者，系也。钟锤名县，钟架亦名县。人老则耳不聪，目不明，故称"钟漏俱歇"。即耳不能听钟声，目不能视漏刻。足少阳之脉入耳中，出耳前，穴对耳鸣有显效。钟必有县和悬而能鸣，又像小腿如钟之悬系和多动少静也。亦与儿童悬挂脚铃之处相当，故名。

别名：绝骨。《针灸甲乙经》："在足外踝上三寸动者脉中，足三阳络，按之阳明脉绝乃取之。"

主治：颈项强痛，胸胁胀痛，下肢痿痹，健忘，痴呆，牙神经引起的疼痛。

【丘墟】：外踝突出如丘，穴在丘基底空软之处。

主治：下肢痿痹，外踝肿痛，疝气，目赤肿痛，目生翳膜，脑卒中偏瘫。

足内翻是脑卒中后遗症中多见的并发症之一，严重影响脑卒中患者的下肢运动。我在临证时选用自丘墟穴进针向照海部位透刺，缓慢前进，从踝关节的诸骨缝隙间逐渐透过，进针为2～2.5寸，以照海穴部位见针尖蠕动即可，将针体提出1～1.5寸，留针15分钟。

【足临泣】：穴在足部，为止泪之穴，参"头临泣"一条。

主治：胆经头痛、腰痛、肌肉痉挛、眼疾、胆囊炎、脑卒中、神经官能症等。

【地五会】：凡两经相交处之穴，曰会。本穴为足少阳之气与其他五经之气会合处也。以此之一，会彼之五、足方象地，故名。

主治：目眦痛，耳鸣，乳房胀痛，足跗肿痛。

【侠溪】：穴在足小趾、次趾歧间夹隙中，故名"夹溪"。

主治：胸满，颔肿，耳聋，目眩，伤寒，热证、汗不出。

【足窍阴】：足窍阴是足少阳胆经的井穴，五行属金。"足"即足部，"窍"即孔窍，"阴"为阳之对，开窍于耳目的肾和肝均属阴脏，此穴在足部，善治耳目诸疾，故名"足窍阴"。

主治：偏头痛，目眩，目赤肿痛，耳聋，耳鸣，喉痹，胸胁痛，足跗肿痛，多梦，热证。

9. 足太阳膀胱经

【睛明】："睛"，指穴所在部位及穴内气血的主要作用对象为眼睛也。"明"，光明之意。睛明名意指眼睛接受膀胱经的气血而变得光明。本穴为太阳膀胱经之第一穴。

别名：泪孔、泪空、泪腔、目眦外。

主治：视一为二、目赤肿痛、目眩、近视等目疾。

脑干血管病影响到动眼神经、滑车神经、外展神经的任何一支，均会出现复视症状。主要症状是双目视物在某种角度时出现复视或物体边界模糊。针刺有非常好的临床疗效。选取双侧天柱、患侧睛明、患侧球后，天柱直刺0.3～0.8寸，施用小幅度、高频率捻转补法，行手法1分钟；睛明直刺0.2～0.5寸，球后先向下直刺，进针0.5寸后针体向上再进针0.3～0.5寸。两穴手法要轻柔，出针后应按压片刻。

【攒竹】：眉犹竹叶，穴在眉内侧端，喻如竹叶攒生。

别名：（1）眉本。"眉"，穴所在的部位也。眉发与人的头发、须发一样，皆为血气之余物，由人的肾之所生、血之所养。眉头须发始生于内而荣长于外，其气血来源在于本穴，本穴的气血强弱虚实直接关系到眉发的荣枯，故名"眉本"。（2）始光。"始"，开始也。"光"，光明也。

主治：头痛，眉棱骨痛；眼睑瞤动、眼睑下垂、目视不明、目赤肿痛等目疾；急性腰扭伤。

【眉冲】："冲"，向上之意。该穴位于眉毛直上。

主治：头痛，眩晕，鼻塞，癫痫。

【曲差】："曲"，曲折。"差"，参差不齐之意。穴当经脉曲折不齐之处。足太阳经自精明直上，行至眉冲处横行向外。

主治：头痛，鼻塞，鼻出血，目视不明。

【五处】：本穴前为曲差，后为承光，两旁为上星、目窗。加以本穴在其正中，适为五处穴位。其所治症，均以目病为主。

主治：头痛，目眩，癫痫。

【承光】：诸阳之精，汇集于目，而目乃有光明。又以其能通窍安神，治青盲、目翳，在功效上亦有承光之意也。

主治：目诸疾，头痛。

【通天】："通"，通达也。"天"，天部也。该穴名意指膀胱经气血由此上行。本穴主要功能，在于通彻上窍。

主治：头痛，眩晕，鼻塞，鼻出血，鼻渊。

【络却】："络"即联络，"却"指返回，足太阳膀胱经脉气由此入里联络于脑，然后又返回，故名"络却"。

别名：脑盖。"脑"，头脑也。"盖"，护盖也。脑盖如同头之外卫。

主治：头晕，目视不明，耳鸣。

【玉枕】："玉"，贵称也，又坚也。脑为人体至贵，穴在枕骨坚节之旁，为人寝息着枕之处，故名"玉枕"。

主治：头项痛，目痛，鼻塞。

【天柱】："天"，人的头颈部。"柱"，支柱也，支撑重物的坚实之物。在此喻意穴内气血饱满坚实也。古称颈椎为"天柱骨"，此穴在其旁，故名"天柱"。

主治：颈椎酸痛、落枕、五十肩、高血压、目眩、头痛等。

【大杼】："大"，大也，多也。"杼"，古指织布的梭子。椎骨横突，形秩整齐，犹如织机之杼筬。古称椎骨为杼骨，上椎尤大，本穴在其旁，故名"大杼"。即歧伯所谓"背中大腧在杼骨之端"。

别名：骨会。本穴为八会穴之骨会，可治疗各种骨病。

主治：咳嗽，发热，项强，肩背痛。

【风门】：为肺气出入与风邪犯肺之门户。

别名：热府。主治外感发热。

主治：伤风、咳嗽、发热头痛、项强、胸背痛、颈椎痛、肩膀酸痛等。

【肺俞】："肺"，指肺脏。"俞"，输也。本穴能通彻肺气，故名"肺俞"。俞为腧之简，腧为输之化。以下诸俞穴，俱同此意。

主治：咳嗽、气喘、吐血、骨蒸、潮热、盗汗、鼻塞等肺经及呼吸道疾病。

【厥阴俞】：即手厥阴经心包络之俞也。穴在肺俞之下、心俞之上，内应心包络。心包络为手厥阴经，故换言而称"厥阴俞"。

主治：咳嗽，心痛，胸闷，呕吐。指压厥阴俞，可以治疗疾病性气喘、止咳。

【心俞】：本穴与督脉之神道平。心藏神，为心脏之俞，故名"心俞"。其治为有关心脏近旁诸病，以及食管气管诸病。

主治：心痛，惊悸，咳嗽，吐血，失眠，健忘，盗汗，梦遗，癫痫。

【督俞】：即督脉之俞也，故名"督俞"。

主治：心痛，胸闷，腹痛，寒热，气喘。

【膈俞】："膈"，心之下、脾之上也。"俞"，输也。膈俞名意指膈中的气血物质由本穴外输膀胱经。本穴物质来自心之下、脾之上的膈之中，故名。

别名：血会。因本穴物质来自心之下、脾之上的膈之中，为血液所化之气，故名"血会"。

主治：呃逆，气喘，咳嗽，荨麻疹，吐血，潮热，盗汗。

【肝俞】：肝脏在膈下，本穴内应肝脏而为之俞，故名"肝俞"。其治在肝。

主治：黄疸、胁痛、吐血、目赤、目眩、雀目、癫狂痫、脊背痛、失眠等。

【胆俞】：胆附于肝，本穴内应于胆，而为之俞，故名"胆俞"。其所治症，多与肝俞合。

主治：黄疸、口苦、胁痛、肺痨、潮热等。

【脾俞】：本穴与脾相应，而为之俞，故名"脾俞"。凡关于脾脏者，以本穴治之。

主治：腹胀、黄疸、呕吐、泄泻、痢疾、便血、水肿、背痛、倦怠、口渴等。

【胃俞】：本穴与胃相应，而为之俞，故名"胃俞"。

主治：胸胁痛，胃脘痛，恶心，呕吐，腹胀，肠鸣。

【三焦】：本穴对人体上中下各部脂膜相应，而为之俞，故名"三焦俞"。

主治：肠鸣、腹胀、呕吐、泄泻、痢疾、水肿、腰背强痛、发热、腰痛、精力减退、青春痘、赘疣等。凡痛之有关脂膜者，俱应取此，以舒三焦郁滞之气也。

【肾俞】：本穴与肾脏相应，而为之俞，故名"肾俞"。

主治：病涉于肾，如遗尿、遗精、阳痿、月经不调、白带异常、水肿、耳鸣、耳聋、腰痛等。

【气海】：气海为脐下纳气之处，上合于肺，与后天呼吸之气息息相关。

本穴与任脉之气海穴相应，而为之俞。故名"气海俞"。俗称男子以气为主，因男子以腹呼吸，依气海主持吐纳也。故本穴所治各症与气海穴略同。多合于肾俞、命门，即以其有助于肾之纳气也。郁者舒之，虚者补之。

主治：绕脐腹痛，水肿鼓胀，脘腹胀满，水谷不化，大便不通，泄痢不禁，癃淋，遗尿，遗精，阳痿，疝气，月经不调，痛经，经闭，崩漏，带下，阴挺，产后恶露不止，胞衣不下，脏气虚惫，形体羸瘦，四肢乏力，腰痛，食欲不振，夜尿症，儿童发育不良。

【大肠俞】：本穴与大肠相应，而为之俞。诸症之关于大肠者，皆可取此以舒之。

主治：腹胀、泄泻、便秘、腰痛、髋关节疼痛等。

【关元俞】：本穴与任脉之关元相应，而为之俞，故名"关元俞"。

主治：腹胀，腹泻，腰骶痛，小便频数或不利，遗尿。

【小肠俞】：本穴与小肠相应，而为之俞。故名"小肠俞"。

主治：遗精，遗尿，尿血，白带异常，小腹胀痛，泄泻，痢疾，疝气，腰腿疼，下腹部疼痛，脚部肿胀，夜尿症。

【膀胱俞】：本穴与膀胱相应，而为之俞，故名"膀胱俞"。

主治：小便不利、遗尿、泄泻、便秘、腰脊强痛等膀胱肾脏疾病。

【中膂俞】："膂"，傍脊肉也。本穴当人体全长之折中，故名之以"中"，内应脊膂之肉，故名之以"膂"，因名"中膂俞"。其有关于膂，而兼通于肾，由肾而及小肠也。

主治：肾虚、消渴、腰脊强痛、腹泻、赤白痢，以及肾病连及胁腹者。

【白环俞】：其处与脐相应，为人之命脉根蒂，本穴虽与白环不正对，而气机相通，正应其处，因名为"白环俞"，又名"玉房俞"。揣"房"字之义，当为男子之精室或女子之胞宫也。

主治：遗尿，疝气，遗精，月经不调，白带异常，腰部疼痛。

【八髎（上、次、中、下）】：骶骨左右八孔排序次第，而命名也。《针灸大成》谓："八髎总治腰痛，兼治肠，胱，疝气、淋浊、带下、月经病，二便不利等局部之病。"

主治：大小便不利，月经不调，带下，阴挺，遗精，阳痿，腰痛。

【会阳】：阳经之会也。左右足太阳经线与督脉交会，故名"会阳"。

别名：利机。"利"，便利也。"机"，机关也，巧妙也。本穴位于髋关节周围，可利关节活动。

主治：泄泻，便血，痔，阳痿，带下。

【承扶】："承"，承担、承托也。"扶"，扶助也。喻其可扶持人体。

主治：腰骶臀股部疼痛，痔疾。

【殷门】："殷"，盛大、众多、富足也。"门"，出入的门户也。穴在大腿肌肉丰厚之处也。

主治：腰痛，下肢痿痹。

【浮郄】："浮"，溢也，又漂游于水上曰浮。即轻而浮浅之意。《诗经》云："雨雪浮浮。""郄"，大隙也。本穴之名"浮郄"者，即穴位扩，而功用浮泛也。本经之气，由臀部下行，达于委阳之上。顺流而下，情势显然也。

主治：便秘，股腘部疼痛、麻木。

【委阳】：穴在膝腘横纹外侧端，平于委中。因穴在外侧，故名"委阳"。

主治：腹满，小便不利，腰脊强痛，腿足挛痛。

【委中】："委"，委屈顺从貌，以身伏地曰委蛇。《灵枢经》谓："委而取之。"更以本穴在膝腘窝正中，委曲之处，故名"委中"。

别名：腘中，郄中。

主治：腰痛，下肢痿痹，腹痛，吐泻，小便不利，遗尿，丹毒。

该穴有疏通经络之功，擅治脑卒中后下肢不遂、坐骨神经痛等。仰卧位抬起患侧下肢取穴，术者用左手握住患肢踝关节，以术者肘部顶住患肢膝关节，刺入穴位后，针尖向外15°，进针1～1.5寸，用提插泻法，以下肢抽动3次为度。

【附分】：本经之气由大杼分布旁支，而附分合于本经，分道并列，而直下行也。

主治：颈项强痛，肩背拘急，肘臂麻木。

【魄户】：本穴与肺俞平，肺藏魄也，故名"魄户"。即附于肺而分行也。

主治：咳嗽，气喘，肺痨，项强，肩背痛。

【膏肓】："膏"，膏脂、油脂也。膏肓，心脏与膈之间的脂膜也。

主治：咳嗽，气喘，肺痨，健忘，遗精，完谷不化。指压此穴，可以治疗肩膀肌肉僵硬、酸痛。

【神堂】："神"，心神也。"堂"，古指宫室的前面部分，前为堂、后为室，堂为阳、室为阴。与心俞相平。

主治：咳嗽，气喘，胸闷，脊背强痛。

【譩譆】：譩譆者，压按本穴病者呼出之声也。《黄帝内经·素问·骨空论》："大风汗出，灸譩譆。譩譆在背下侠脊旁三寸所，压之，令病人呼譩譆，譩譆应手。"

别名：五胠俞。《黄帝内经·素问·刺疟》："五胠俞各一。"王冰注："五胠俞谓譩譆。"

主治：咳嗽，气喘，疟疾，热证，肩背痛。

【膈关】：内应膈肌，与膈俞平。为胸腹交关之隔界，因名"膈关"。以其有关于膈也。

主治：胸闷，嗳气，呕吐，脊背强痛。

【魂门】：本穴平肝俞。肝藏魂，因名"魂门"。以上各穴曰户、曰堂，曰关、曰门，即出入开阖之意也。

主治：胸胁痛，呕吐，泄泻，背痛。

【阳纲】：该穴与胆俞穴相对，气血物质皆来自胆腑，胆为中正之官，中正为阳道之纲纪，因名"阳纲"。

主治：肠鸣，腹痛，泄泻，黄疸，消渴。

【意舍】：本穴与脾俞平。脾藏意也，因名"意舍"。

主治：腹胀，肠鸣，呕吐，泄泻。

【胃仓】："胃"，胃腑也。"仓"，存贮聚散之所也。本穴与胃俞平。胃为仓廪之官，因名"胃仓"。

主治：胃脘痛，腹胀，小儿食积，水肿，背脊痛。

【肓门】："肓"，心下膈也，指穴内调节的物质对象为膏肓穴外传的膏脂之物也。"门"，出入的门户也。本穴平"三焦俞"。三焦为阳气之父，即全身脂膜之总纲也。故所治者极为广泛。

主治：腹痛，便秘，痞块，乳疾。

【志室】：本穴与肾俞平。肾属水，《黄帝内经》云："肾藏志。"因名之为"志室"。

别名：精宫。肾之精气居藏之所。

主治：遗精，阳痿，小便不利，水肿，腰脊强痛。

【胞肓】：本穴与膀胱俞平。"胞"，即胞宫。"肓"，即脂膜。胞宫位于小肠、直肠、膀胱各脏器之间。四围脂膜包绕，故名"胞肓"。

主治：肠鸣，腹胀，便秘，癃闭，腰脊强痛。

【秩边】以上各穴秩序整齐。《诗经》云："左右秩秩。"本经诸穴，形势秩秩，有与相同也。本穴当其边际，因名"秩边"。

主治：小便不利，便秘，痔，腰骶痛，下肢痿痹。

【合阳】：本穴在膝腘下，为足太阳两支线相合之处，故名"合阳"。

主治：痔，腰腿拘急疼痛。

【承筋】"承"，迎也，又佐也。本穴在腓肠肌之凸，为足太阳之经筋。其别者，结于腨外。两者相合，故名"承筋"。

别名：腨肠。腨肠主治筋，故本穴治症多在于筋。

主治：腰膝痹痛，痔，便秘，转筋。

【承山】：穴在比目鱼肌合缝处。以承筋之凸，喻山岭之巅，本穴犹在山麓之夹谷，承山巅气势之下行也，故名"承山"。

主治：腰腿拘急疼痛，腓肠肌痉挛，下肢痹痛。

【飞扬】："扬"，举也；"飞"，翔也。本经之气，由承山横过腿外侧，亦由阴分转阳分也，按本经之气，自委阳而下，所过委中穴位，深如渊涧，合阳、承筋如由巅至麓，承山则山下之夹谷也。委中、承山俱为阴象，迨至本穴则犹出潜飞跃之势，故名"飞扬"。

又人当捷步急行时，或跳跃蹲踞时，则此穴处绷起肉棱，以备发动弹力，亦飞扬之意也。

别名：鱼腹、肉柱、鱼肠，因其位于腓肠肌肌腹下，故名。

主治：头痛，鼻塞，目眩，腰背痛，下肢瘫痪，膀胱炎，痔。

【跗阳】："跗"，脚背也。"阳"，上方。本穴在足三阳交近处，位于足阳明、足少阳之后，相与附丽而行。

别名：安邪。治疗内因所致的精神情志疾病，《针灸大成》云："本穴主尸厥癫痫，狂言见鬼。"

主治：腰痛不能立，痿厥，风痹，头重，四肢不举，屈伸不能，瘫症，癫狂。

【昆仑】："昆仑"，为高大的山丘。足外踝突，较其他踝突为高，故名。

主治：头痛，项强，目眩，癫痫，难产，腰骶疼痛，脚跟肿痛。腰痛，高血压，眼疾，怕冷症，腹气上逆，肠结石，下痢等。

【仆参】：仆参者，奴仆参拜也。本穴在足后偏旁，犹仆从也。

主治：下肢痿痹，足跟痛，癫痫。

【申脉】：《甲乙经》谓："申脉为阳跷所生，按跷字之义，即跷健也。申脉之意，即上下开展，无所不申也。"

主治：头痛，眩晕，癫狂痫，腰腿酸痛，目赤肿痛，失眠。

【金门】：金门是足太阳膀胱经的郄穴，阳维脉所别属。"金"是水所从出，"门"即门户，此穴为太阳之郄，为寒水所生之门，故名"金门"。

别名：关梁。

主治：头痛癫痫，小儿惊风，腰痛，下肢痿痹，外踝痛。

【京骨】："京"，巨也。此骨弓形而上凸，古称京骨。

主治：头痛项强，目翳癫痫，腰痛。

【束骨】："束"，捆也、束缚也。足小趾本节，曰束骨。其骨并排疏散，可受拘束。

主治：头痛项强，目眩癫狂，腰腿痛。

【通谷】："通"，通道、通行也。"谷"，肉之大会也，两山中间的空旷之处也。"通"，洞达也；"谷"，阴象也。本穴以下为"至阴"。张隐菴谓本穴"通于足少阴之然谷，故名通谷"。

主治：头痛项强，目眩，鼻出血，癫狂。

【至阴】："至"，到达。"阴"，足少阴肾经。《庄子》云："至阴肃肃，至阳赫赫。肃肃出乎天，赫赫出乎地。"本经之气，由巅顶下行，达于足末，犹肃肃出乎天也。复由本穴转足少阴，由涌泉穴上行，经然谷之然及照海之照，迨其入腹而有大赫之赫，即赫赫出乎地也。

主治：头痛目痛，鼻塞，鼻出血，胎位不正，难产。

10. 足太阴脾经

【隐白】：本经承厉兑之金，由足阳明之阳，传交足太阴之阴。本穴居阴经之下，犹潜龙之隐，其肉色白，故名"隐白"。太阴根于隐白。

别名：鬼垒、鬼眼。隐白为十三鬼穴之一。

主治：月经过多、崩漏等妇科病证；便血、尿血等慢性出血证；惊风；腹满，暴泻；癫狂、多梦等神志疾患。

【大都】：大都是足太阴脾经的荥穴，"大"即巨大，"都"指集聚，穴在大趾起始端，所留为荥，故名"大都"。

主治：腹胀，胃痛，呕吐，泄泻，便秘，热证。

【太白】：《淮南子·坠形》："西方金也，其神名太白。"土生金，穴在高大突起的第一跖骨小头之后缘，且此处皮色亦较白，骨高肉白，故象形比拟而以太白山名之。

别称：大白。名意与太白穴同，大，通太。

主治：胃痛、腹胀、吐泻、痢疾等。

【公孙】："公"，众也，支属之总汇也；"孙"，嗣续也，又顺理也，犹支系之丝络也。本穴为足天阴之络穴，与足阳明经本构通。

主治：胃痛，呕吐，腹痛，腹泻，痢疾等脾胃肠腑病证；心烦，失眠，狂证等神志病证；逆气里急，气上冲心（奔豚气）等冲脉病证。

【商丘】：商，五音之金音也。金，于时为秋，于色为白。于六气为阳明。故本穴具严肃凛冽之气，禀肃杀刚毅之性，以治阴柔濡滞之病。又本穴位于足内踝前方陷中，因喻踝突为丘陵，犹商金之气发于丘陵也。丘陵为沙石之处，具西方坚刚之气，故名本穴为"商丘"。

主治：腹胀，肠鸣，泄泻，便秘，食不化，黄疸，怠惰嗜卧，癫狂，小儿癫痫，小儿惊厥，咳嗽，百日咳，足踝肿痛。

【三阴交】："三阴"，足三阴经也。"交"，交会也。此穴系足太阴脾经、足厥阴肝经、足少阴肾经三经之交会穴。

别名：承命、太阴。

主治：脾胃虚弱，消化不良，腹胀肠鸣，腹泻，月经不调，崩漏，带下，闭经，子宫脱垂，难产，产后血晕，恶露不尽，遗精，阳痿，阴茎痛，水肿，小便不利，遗尿，膝脚痹痛，脚气，失眠，湿疹，荨麻疹，神经性皮炎，高血压。

该穴具有滋补三阴、通经活络之功，是"醒脑开窍"法主穴之一。"醒脑开窍"针刺法是我提出的治疗脑卒中病及其并发症、后遗症的针刺方法，以"醒脑开窍、滋补肝肾、疏通经络"为治则，首创以督脉穴位和四肢内侧阴经穴位为主、阳经穴位为辅的选穴组方，并且制定严格的补泻手法和简单易行的量化标准。本穴沿胫骨内侧缘与皮面呈45°斜刺，进针1～1.5寸，用提插补法，使下肢抽动3次为度。

【漏谷】："漏"，漏落也。"谷"，五谷也、细小之物也。本穴善治泄泻痢疾，故名"漏谷"。

别名：足太阴络、太阴络。

主治：疝气，腹痛，少腹疼痛，泄泻，赤白痢，腰膝厥冷，小便不利，遗精，下肢痿痹，湿痹，足胫肿痛。

【地机】：机者，灵运之动能也。本穴治历节风、麻木、风湿，鹤膝风。凡属不良于行之症，均可取之，俾以复其灵运机动之能也。穴在下肢，故名"地机"。

别名：（1）脾舍。"脾"，土也。"舍"，来原也。脾舍名意指本穴为提供脾土物质的来源之处。（2）地箕。"地"，脾土也。"箕"，挑土的工具。地箕名意指脾土物质通过本穴而运化。

主治：痛经、崩漏、月经不调等妇科病证，腹痛、腹泻等脾胃病证，疝气、小便不利、水肿等脾不运化水湿病证。

【阴陵泉】：阴陵泉是足太阴脾经五输穴的合穴，五行属水，本穴在膝之内侧，胫骨上端，踝突下，凹陷中。喻犹阴侧陵下之深泉也。因简称"阴陵泉"。

主治：腹胀，霍乱吐泻，黄疸，痢疾，便秘，水肿，小便不利或失禁，阴茎痛，妇人阴痛，遗精，阳痿，下肢麻痹，膝胫酸痛，失眠等。

【血海】："血"，受热变成的红色液体也。"海"，大也。该穴名意指本穴为脾经所生之血的聚集之处。气血物质充斥的范围巨大如海，故名"血海"。

别名：（1）百虫窝。按诸书有谓本穴治湿痒疮毒者，以湿痒之疮为虫病。（2）血郄。"血"，指穴内物质为血也。"郄"，孔隙也。血郄名意指本穴的血液运行出入为细小之状。

主治：月经不调、痛经、闭经等妇科病，瘾疹、湿疹、丹毒等血热性皮肤病，膝股内侧痛。

【箕门】："箕"，土箕也，担物之器也。"门"，出入的门户也。该穴名意指水谷在本穴运行转化，如被土箕担运而出，故名。

主治：小便不利，遗尿，腹股沟肿痛。

【冲门】：冲门是足太阴脾经、足厥阴肝经的交会穴。"冲"即冲要，"门"即门户，此穴在腹部曲骨穴旁，当腹股沟动脉处，足太阴之脉自箕门穴上行，由此直冲入腹，相当于下肢与腹部间的门户，故名"冲门"。

别名：慈宫、冲脉、前章门。

主治：腹痛、疝气、痔、崩漏、带下、月经不调、崩漏带下、难产、子宫内膜炎、产后血崩、胎气上冲、子痫、癃闭、少腹疼痛、霍乱、泄痢、腹部痞块等。

【府舍】：本穴在少腹之下，犹内府元气储藏之舍宅，故名"府舍"。

主治：腹痛，疝气，积聚。

【腹结】："腹"，腹部也。"结"，集结也，凝聚也。本穴与足阳明经之外陵挨近。人当小腹努力时，则外陵处肌肉与本穴处肌肉同时硬结。腹结结于内，外陵陵于外也。更以其能治腹中积聚诸症，故名"腹结"。

别名：（1）腹屈。"腹"，腹部也，脾也。"屈"，空窍也。（2）临窟。"临"，至也、到也。"窟"，空窍也。临窟穴名意指本穴所处为结肠空虚之处。

主治：腹痛，泄泻，疝气。

【大横】："大"，穴内气血作用的区域范围大也。"横"，穴内气血运动的方式为横向传输也。本穴平脐，内应横行结肠，能治肠腹气分之病。又养生家谓"脐下"为"横津"，横津者，即腹内横通之径路也。按腹内器官横通用事者，肝肾门脉而外，即膈肌与结肠也。

别名：人横。"人"，气血物质所处的层次为地部之上、天部之下的人部也。"横"，穴内气血运行的方式为横向传输也。人横穴名意指穴内气血在人部横向传输。理同大横名解。

主治：泄泻，便秘，腹痛。

【腹哀】："腹"，腹部也，脾土也。"哀"，悲鸣也。腹鸣，即肠鸣也。人有哀泣，则气息顿促，且时一太息。又人在哀痛至极时，常曰"柔肠百结"，或曰"令人肠断"，均是因哀及肠，肠动而腹振，皆哀气之所致也。

别名：肠哀、肠屈。意同上。

主治：消化不良、腹痛、便秘、痢疾等多种胃肠腑病证。

【食窦】：食物的通道，为传导谷气之路。

别名：命关。"命"，性命也。"关"，关卡也。命关穴名意指本穴的气血物质运行的正常与否重关人命。

主治：胸胁胀痛，嗳气、反胃、腹胀等胃气失降性病证，水肿。

【天溪】：胸腔为人身轻清境界，其象比天，本穴居胁间如沟溪，故名"天溪"。

主治：胸胁疼痛，咳嗽；乳痈，乳少。

【胸乡】："胸"，胸部。"乡"，原野廓处也。即气行胸廓，得以扩张。

主治：胸胁胀痛。诸气郁实之症，有关胸廓者，取此穴泻之，以复其清旷之旧。

【周荣】："周"，遍布、环绕之意。"荣"，草类开花或谷类结穗的茂盛状态。足太阴之气，在胸部连及肝胆心包各经。又与心胃肺肾各经挨近，援引诸经，助脾统血，荣布周身，故名"周荣"。

主治：咳嗽，气逆，胸胁胀满。

【大包】：为脾之大络。其经气行经，由周荣斜抵胁肋，交贯肝胆心包各经。又与心肾肺胃四经挨近。十二经中独此经与他经挨连最广，而名其大络之末穴为"大包"。寓广大包容、通达周布之意也。《针灸大成》谓："总统阴阳诸络，由脾经灌溉五脏。"

主治：胸胁胀满，咳嗽，气喘，胁肋痛，全身疼痛，四肢无力。

11. 足厥阴肝经

【大敦】：本穴当厥阴之初，承少阳交与之气，聚于足之大趾。凡阴气之聚于下者，至博至厚，故名"大敦"。

别名：水泉，大训，大顺。水泉："水"，水液也。"泉"，源源不断之意。水泉名意指肝经经气源源不断。"顺"，趋向同一方向也。训，同顺。与水泉同义。

主治：疝气、少腹痛；遗尿、癃闭、五淋，尿血；月经不调，崩漏，阴中痛，阴肿，阴挺，阳缩（或阴缩），阳强（或强中）；癫痫，不寐或善寐；目赤肿痛。

【行间】："行"，行走。"间"，穴当跖趾关节空隙中。

主治：脑卒中，癫痫，头痛，目眩，目赤肿痛，青盲，月经不调、痛经、崩漏带下等妇科病证，遗尿、癃闭等泌尿系病证，疝气，胸胁胀痛。

【太冲】："太"即大，"冲"即要冲，喻本穴为肝经大的通道所在，即元气所居之处，故名"太冲"。

主治：头痛、眩晕、目赤肿痛、青盲、口㖞等头面五官病证；脑卒中，癫痫，小儿惊风；黄疸、胁痛、呃逆、腹胀等肝胃病证；月经不调、痛经、经闭、带下等妇科病证；遗尿，癃闭；下肢痿痹，足跗肿痛。

太冲与合谷二穴并称四关穴，有理气活血、和冲降逆之功。我在"气海"理论基础上，还提出"活血散风，调和肝脾"之法，采用合谷、太冲二穴以气血同治，调和阴阳。操作方法：太冲直刺0.8~1寸，施用作用力方向的捻转泻法，行手法1分钟，留针15分钟。

【中封】：聚土成凸为封。穴位于商丘、丘墟二凸之间，故名"中封"。

别名：悬泉。出自《千金要方》。"悬"，吊挂之意。"泉"，指穴内气血如泉水流淌般源源不断。

主治：疝气，阴茎痛，遗精，小便不利，黄疸，胸腹胀满，腰痛，足冷，内踝肿痛，足趾屈伸不利。

【蠡沟】：本穴在胫骨与腓肠肌之间，为足厥阴经之络。腓肠肌覆伏如蠡（蚌壳），故名。

别名：交仪。《千金要方》："女人漏下赤白，月经不调，灸交仪三十壮，穴在内踝上五寸。"《针灸资生经》作蠡沟穴别名。

主治：胫部酸痛；月经不调，阴痒，阴挺，疝气，睾丸肿痛；子宫内膜炎。

【中都】：中都是足厥阴肝经的郄穴。"中"即中间，"都"即聚会，此穴在小腿内侧中间，为足厥阴经气深聚之处，故名"中都"。

主治：疝气，遗精，崩漏，产后恶露不尽，少腹满痛，肠澼，手足拘急，脚胫枯瘦，湿痹，胫内红肿。

【膝关】："膝"，指穴在膝部也。"关"，机关也。穴位于膝关节周围。

主治：膝膑肿痛，寒湿走注，历节风痛，下肢痿痹。

【曲泉】："曲"，隐秘也。"泉"，泉水也。穴位于膝关节屈曲的凹陷处，犹如内有深泉。

主治：月经不调、痛经、带下、阴挺、阴痒、产后腹痛等妇科病证；遗精，阳痿，疝气；小便不利；膝膑肿痛，下肢痿痹。

【阴包】："阴"，为下腹部。"包"，与胞、脬俱通。

主治：月经不调，遗尿，小便不利，腰骶痛引小腹。

【足五里】："足"，指穴在足部。"五里"，指本穴气血的作用范围如五里之广。穴位之名三里、五里者，均以其能治多经病也。

主治：少腹胀痛，小便不利，阴挺，睾丸肿痛，嗜卧，四肢倦怠，颈疬，阴囊湿疹，睾丸肿痛，尿潴留，遗尿。

【阴廉】："廉"，侧也，隅也，边际也。穴在前阴部耻骨下方有棱处。

主治：月经不调，赤白带下，少腹疼痛，股内侧痛，下肢挛急。

【急脉】："急"，急速也。穴在腹股沟动脉搏动处，故名。

主治：疝气，阴挺，阴茎痛，少腹痛，股内侧痛。

【章门】："章"，障也。"门"即门户。此穴在季胁下，如同屏障内脏之门户。本穴擅治症、瘕、疝、痞及藏气郁结诸证。

别名：（1）长平。"长"，长远也。"平"，平坦也。形容穴位所在腰侧腹部肌肉平坦之状。（2）胁髎。"胁"，指穴在胁部。"髎"，孔隙之意。章门穴在腋中线，第一浮肋前端。（3）季胁。季胁，小胁之意，此指本穴所在的部位，无他意。（4）肘髎、肘尖。古有用肘尖点墨寻穴之法，肘髎、肘尖之名即来自该法。

主治：胸胁满痛，腹胀，肠鸣，呕吐，泄泻，痞块，背强腰痛，肝脾肿大。

【期门】：期门是肝的募穴，足太阴脾经、足厥阴肝经、阴维脉的交会穴。"期"即周期，"门"即门户。两侧胁肋如敞开之门户，穴在胁肋部，经气运行至此为一周期，故称"期门"，本穴为治血证之要穴。又以血证以月经为最，月信有期，故名"期门"。

主治：胸胁胀满疼痛，呕吐，呃逆，吞酸，腹胀，泄泻，饥不欲食，胸中热，喘咳，奔豚，疟疾，伤寒热入血室。

12. 足少阴肾经

【涌泉】："涌"，外涌而出也。"泉"，泉水也。少阴根于涌泉，此穴居足心陷中，本穴为肾经经脉的第一穴，经气自下而出。

别名：地冲。"地"，地部也。"冲"，冲突也。地冲名意指体内肾经的经水由此外涌。

主治：昏厥、中暑、癫痫、小儿惊风等急证及神志病患；头痛，头晕；咯血，咽喉肿痛；小便不利，便秘；足心热；奔豚气。

【然谷】：《黄帝内经·灵枢·本输》曰："然谷，然骨之下者也。"

别名：然骨。古代解剖名。相当于现代解剖学中的舟状骨。

主治：月经不调、带下、阴挺等妇科病证；遗精、阳痿、小便不利等泌尿生殖系疾患；咯血，咽喉肿痛；消渴；小儿脐风，口噤不开；下肢痿痹，足跗痛。

【太溪】："太"，大也。"溪"，溪流也。古法诊脉三部九候，本穴为九候之一，取本穴以察少阴经疾患。本经起于涌泉之泉，出于然谷之谷，本穴则犹溪涧之溪也。且本穴山于内踝之后，凹隙大深之处，故名"太溪"。

别名：吕细。"吕"，古代音乐十二律中的阴律也，总称六吕，此指穴内物质为纯阴之液。

主治：头痛、目眩、咽喉肿痛、齿痛、耳聋、耳鸣等肾虚性五官病证；月经不调、遗精、阳痿、小便频数等泌尿生殖系疾患；腰脊痛及下肢厥冷、下肢不遂、内踝肿痛；气喘、胸痛、咯血等肺部疾患；消渴，小便频数，便秘；失眠、健忘等肾精不足证。

【大钟】："大"，巨大也。"钟"，古指编钟，为一种乐器，其声浑厚洪亮。该穴名意指肾经经水在此如瀑布从高处落下，声如洪钟，故名。又以"钟"为踵代，意为经气在足踵部藏聚之意。

主治：癃闭，遗尿；月经不调；腰脊强痛，足跟痛；气喘，咯血。

【水泉】："水"，水液也。"泉"，水潭也。该穴名意指肾经水液在此聚集形成水潭。本穴为足少阴之郄。人身泉穴多在于郄，犹水源出于地下也。

主治：月经不调，痛经；小便不利。

【照海】：照海为八脉交会穴之一，通阴跷脉。"照"即光照，"海"即海洋。此穴属肾经，气感如海，居于然骨弯，故得到燃烧之光照，意为肾中真阳，可光照周身，故名"照海"。

主治：痫证、失眠等精神、神志疾患；咽干咽痛、目齿肿痛等五官热性病证；小便不利，小便频数；月经不调、痛经、赤白带下等妇科病证；下肢痿痹。

【复溜】："复"，反复也。"溜"，流通之意。肾为水脏，居于下焦，主通调水道。

别名：（1）伏白。"伏"，隐藏、埋伏也。"白"，肺性之气也。伏白名意指本穴隐伏着肺金之气。（2）昌阳。"昌"，昌盛繁荣也。阳，阳气也。昌阳穴名意指肾经阳气至本穴后变为昌盛繁荣之状。

主治：腹胀，水肿，肠鸣，泄泻，盗汗，自汗，脚气，腿肿，足痿。

【交信】："交"，交流、交通也。"信"，信息也。该穴名意指肾经经气由此交于三阴交穴。

主治：月经不调、痛经、崩漏等妇科病证；腹痛，腹泻；小便不利，水肿；睾丸肿痛，疝气；膝、股、腘内侧痛。

【筑宾】：古"宾"与"膑"通。人当腿部努力时，则本穴坚强坟起，如有所筑者。筑，杵也。杵之使，坚实也。

主治：癫痫狂证，呕吐，疝气，小腿内侧痛，足痛。

【阴谷】：本穴在膝腘阴侧稍下凹僻中，故名"阴谷"。足少阴之经，由本穴横抵足太阳经，而入委中。

主治：阳痿，疝痛，月经不调，崩漏，小便难，阴肿痛，癫狂，膝股内侧痛，泌尿感染，阴道炎，功能性子宫出血，神志病证。

【横骨】：横骨是冲脉、足少阴肾经的交会穴。横骨为耻骨之古称，此穴在横骨上缘，故名"横骨"。

别名：下极。

主治：阴部痛，少腹痛，遗精，阳痿，遗尿，小便不通。

【大赫】："大"，大也、盛也。"赫"，红如火烧十分显耀也。本穴平于中极，为足少阴脉气所发，与胞室精室相应，蕴有赫赫之势。

主治：阴部痛，子宫脱垂，遗精，带下，月经不调，痛经，不妊，泄泻，痢疾，阳痿，早泄，膀胱疾病。

【气穴】：气穴是冲脉、足少阴肾经的交会穴。"气"指肾气，"穴"即孔穴。此穴在关元旁，为肾气藏聚之处，故名"气穴"。《针灸甲乙经》："月水不通，奔豚，泄气，上下引腰脊痛。冲脉、足少阴之会。"

别名：胞门、子户。

主治：肝肾、胎产、少腹部等疾患，如子宫虚寒、月经不调、经闭、经痛、崩漏、带下、不孕、堕胎腹痛、小便不利、泄痢不止、奔豚、胁痛、腰脊痛等。

【四满】：本穴与任脉之石门及足阳明经之大巨相平，内应脐下方寸，为全身精气凝聚之处。又以其处为大小肠、膀胱、精室之夹隙，受四者严密包壅，故名"四满"。

别名：髓府、髓中。本穴为精气凝聚之处，精生髓。

主治：腹痛、疝气、便秘等胃肠病证，月经不调、带下等妇科病证，遗尿、遗精等生殖泌尿系疾患。

【中注】本穴以任脉之阴交及足阳明之外陵相平。内应胞宫、精室，为肾水精气之集中。而肾之精气，借由本穴以达胞中，因名"中注"。

主治：月经不调，腰腹疼痛，大便燥结，泄泻，痢疾。

【肓俞】："肓"，心下膈也。为脂膜之气所输注的部位。

主治：腹痛、腹泻、便秘等肠胃病证。

【商曲】：商为秋金之令，于六气为阳明。本穴内景所在，在胃与大肠之间，胃肠俱具屈曲之象，故名之以"曲"。胃与大肠俱属阳明燥金之经，俱属喜燥恶湿之性，且具秋商肃敛之气，故曰"商曲"。

主治：嗳气、反胃、腹胀、水肿等脾胃病证，胸胁胀痛。

【石关】：本穴平于任脉之建里及足阳明之关门。其所应症，多为坚满充实之症。"石"犹病之坚，"关"喻治之通也。

别名：食关。意为该穴与饮食水谷有关。

主治：呕吐、腹痛、便秘等胃肠病证，不孕。

【阴都】：阴，为水谷之气。本穴秉少阴之气，外平中脘，内应胃弯。胃主中气，宜常充盈。故名"阴都"。于此处所云中气者，即脾胃之潜力也。肾脏、命门，为人身水火之元，有助于中土之气。

别名：食宫。胃所受之五谷充盈之处。

主治：腹胀，肠鸣，腹痛，便秘，妇人不孕，胸胁满，疟疾。

【通谷】："通"，通道、通孔也。"谷"，两山间的凹陷处也。本穴与上脘平，有关气向上通也。《黄帝内经》谓："谷道通于脾。"

主治：腹胀、腹痛、呕吐等胃肠病证。

【幽门】：幽门是冲脉、足少阴肾经的交会穴。幽即幽深，门即门户。胃之下口称幽门，此穴近幽门，故名"幽门"。

主治：腹痛，呕吐，善哕，消化不良，泄泻，痢疾。

【步廊】：走廊也。胸骨两测，本经各穴，排列匀整，如有尺度，犹中庭两侧房廊相对也。

主治：胸痛，咳嗽，气喘；乳痈；呕吐，不嗜食。

【神封】：封，阜也，又闭而藏之，穴为心神之所居也。神无形质，故喜居清虚境界，故名为"神封"，犹云神识封藏处也。

主治：烦满，咳嗽，气喘，胸胁支满；乳痈；呕吐，不嗜食。

【灵墟】："灵"指神，"墟"指丘。穴当胸部，犹如丘墟陵起之处，内应心脏，心主神灵，故名。

主治：咳嗽，气喘，痰多；胸胁胀痛，乳痈；呕吐。

【神藏】：意为心神藏聚之处。

主治：咳嗽，气喘，胸痛；烦满，呕吐，不嗜食。

【彧中】："彧"，茂盛的样子。本穴平任脉之华盖，且居"神藏"之上。神明内藏，彧乎其中矣，因名"彧中"。

主治：咳嗽，气喘，痰壅，胸胁胀满，不嗜食。

【俞府】："俞"，输也。"府"，体内脏腑也。该穴名意指肾经气血由此回归体内。

主治：咳嗽，气喘，胸痛；呕吐，不嗜食。

13. 任脉

【会阴】：聚结相合之处为会。会阴居两阴间，为督、任、冲三脉的起点，三脉皆出两阴之间，会聚阴部，故名"会阴"。

别名：下阴别、屏翳、平翳、下极、海底。皆指穴位居于两阴之间，位于人体的最下部。

主治：阴痒、阴痛、阴部汗湿、阴门肿痛、小便难、大便秘结、溺水窒息、产后昏迷不醒、癫狂等。

【曲骨】："曲"有弯曲之意，"骨"指骨骼。穴居横骨之上，毛际之中，考横骨即令之耻骨，其骨弯曲，形同偃月，穴当耻骨上缘之正中，故名"曲骨"。

别名：尿胞。指本穴为膀胱腑水液的聚集之处。

主治：赤白带下、小便淋沥、遗尿、遗精、阳痿、阴囊湿疹、疝气、痛经等。

【中极】："中"指中央，尽端为"极"。穴属任脉，行腹部中线，至此极点，再向下有曲骨横其间，故在曲骨之上，设一中极，以示经尽极端，故名"中极"。

别名：气原。指本穴为任脉气血的生发之源。

主治：癃闭，带下，阳痿，痛经，产后恶露不下，阴挺，疝气偏坠、积聚疼痛，水肿。

【关元】：关元是小肠的募穴，足太阴脾经、足少阴肾经、足厥阴肝经、任脉的交会穴。"关"即关藏，"元"即元气。此穴在脐下3寸，为关藏人身元气之处，故名"关元"。

别名：（1）下纪。"下"，指任脉的下部气血。"纪"，为头绪、整理之意。下纪穴名意指任脉上传的气血物质在此得到整顿。（2）次门。次门是与石门穴相对而言。本穴相对于石门穴来说，功用则处于次要位置，故名"次门"。（3）三结交。本穴位处腹正中线的隆起部位，足三阴经及胃经精气在此聚集，故名"三结交"。（4）丹田。此为道家术语，道家称此部位为丹田，故名。（5）产门、子处、子户、胞门。"产"，生产也。"门"，门户也。产门穴名意指任脉本穴的气血旺盛，女子才可受孕生产。子处、子户、胞门等名意与产门同。

主治：少腹疼痛，霍乱吐泻，疝气，遗精，阳痿，早泄，白浊，尿闭，尿频，黄白带下，痛经，脑卒中脱症，虚痨冷惫，羸瘦无力，眩晕，下消。

脑卒中患者随着脑功能的蜕变，或部分小便控制中枢（旁中央小叶）的损害，常出现小便失控，老年患者更为多见。小便失控包括小便失禁和尿潴留两类，也是脑卒中治疗中比较难以解决的问题。我擅取关元、中极、曲骨三穴，关元、中极直刺1.5~2寸，施用呼吸补法，行手法1分钟，针后加温针灸。以1.5厘米长度艾条插入针柄，点燃至燃尽。曲骨，直刺1~1.5寸，施用捻转平补平泻，行手法1分钟。留针15分钟。可起到双向调节作用。

【石门】："石"，坚硬之意，不长谷物之处。指该穴能治疗下腹坚硬之病及孕育之病。

别名：利机。"利"，便利之意。"机"，古指弩箭的发动机关，为至巧之物。利机穴名意指本穴有通利、濡润人体全身关节的作用。

主治：腹胀，泄痢，绕脐疼痛，水肿，小便不利，遗精，阳痿，闭经，带下，恶露，产后恶露不止。

【气海】："海"有聚会之意，穴居脐下，此穴为人体先天元气聚会之处，男子生气之海，主一身气疾，故名"气海"。

主治：下腹疼痛，大便不通，泄痢不止，癃淋，遗尿，阳痿，遗精，滑精，闭经，崩漏，带下，阴挺，脑卒中脱症，脘腹胀满，气喘，心下痛，脏器虚惫，真气不足，形体羸瘦，四肢力弱，奔豚，疝气，失眠，神经衰弱，肠炎。

【阴交】："交"指会所。穴居脐下1寸，为任、冲、足少阴三脉聚而交会之处，三脉皆属阴经，腹亦属阴，故名"阴交"。

主治：腹痛下引阴中，不得小便，泄泻，奔豚，绕脐冷痛，疝气，阴汗湿痒，血崩，恶露不止。

【神阙】：变化莫测为"神"，"阙"指要处。穴当脐孔，是处胎生之时，连系脐带以供胎儿营养之所，故又名"命蒂"。名之"神阙"，是因胎儿赖此宫阙，输送营养，灌注全身，遂使胎体逐渐发育，变化莫测，因名神阙。《证治准绳》云："按脐为神阙穴，禁针之所。"

别名：（1）脐中、脐孔。指本穴位置在脐中。（2）气合、气舍、气寺，穴名意指本穴为任脉之气的聚集之地。（3）维会。"维"，维持也。"会"，会合也。维会穴名意指促使任脉气血在此会合的作用。（4）命蒂。"命"，性命也。"蒂"，蒂结也。命蒂穴名意指本穴为胎儿与母体相连的性命纽带。

主治：泄痢，绕脐腹痛，脱肛，五淋，妇人血冷不受胎，脑卒中脱证，角弓反张，风痫，水肿鼓胀。

元气来自先天，藏于肾间，为一身之根本。《难经·八难》云："所谓生气之原者，谓十二经之根本也，谓肾间动气也。"《云笈七签》卷五六《诸家气法·元气论》云："夫元气者，乃生气之源，则肾间动气是也。"可取距神阙穴上下左右各2寸穴，针刺0.5~1寸，施呼吸补法，以补肾间动气。

【水分】：该穴名意指任脉精气如水在此分流。

别名：中守。本穴如同在经脉道路中间有关卡把守一般，故名"中守"。

主治：腹泻、浮肿水肿、腹水、腹痛、腹胀、肠鸣、泄泻、反胃、水肿、小儿陷囟、腰脊强急等。

【下脘】："下"与上相对，"脘"通管。穴在脐上2寸，适当胃的下口处，《黄帝内经·灵枢·四时气》云："饮食不下……在下脘，则散而去之。"《黄帝内经·素问·调经论》又云："下焦不行，下脘不通。"

主治：腹坚硬胀，食谷不化，痞块连脐上；呃逆，泄泻；虚肿，日渐消瘦；胃炎，胃溃疡，胃痉挛，胃扩张，肠炎。

【建里】："建"有置的含义，"里"指居处。该穴正置胃腑，主治胃疾，可调健脾胃，使之腹里安定，故名"建里"。

主治：胃痛，腹痛，腹胀，呃逆，不嗜食，身肿，胃扩张，胃下垂，胃溃疡，腹肌痉挛。

【中脘】："中"指中部，又有中央的含义。穴属胃募，位居心蔽骨与脐连线的正中，内部适当胃的中部，主治胃疾，故名"中脘"。

别名：大仓。大仓穴名意指本穴为谷物聚集的大仓库。

主治：胃痛，腹痛，腹胀，呃逆，反胃，食不化，肠鸣，泄泻，便秘，便血，胁下坚痛，喘息不止，失眠，脏躁，癫痫，尸厥；胃炎，胃溃疡，胃扩张，子宫脱垂，荨麻疹，食物中毒。

【上脘】："上"与下相对。位居心蔽骨下3寸，适当胃的上口贲门处，主治胃疾，故名"上脘"。

别名：上纪。"上"，上部也。"纪"，纲纪之意。上纪穴名意指本穴对上腹部的气血有抓总提纲的作用。

主治：胃痛，呃逆，反胃，呕吐，癫狂，咳嗽痰多，黄疸。

【巨阙】："巨"，大；"阙"，宫门。穴居中线而近心脏，为神气通行之处，犹如心君居所之宫门。

主治：胸痛，心痛，心悸，呕吐，癫狂痫。

【鸠尾】："鸠"指布谷鸟。考人之左右两肋似鸟翼，剑突像鸟尾，是穴正当剑突下方，内有胃府，胃为藏谷之所，故名"鸠尾"。

别名：（1）尾翳。翳，羽毛做的华盖也。理同鸠尾名解。（2）神府。"神"，与鬼相对。"府"，府宅也。意为该穴可治疗神志疾患。

主治：心胸痛，反胃，癫狂，痫症，心悸，心烦，咳嗽气喘。

症状性癫痫是一个脑卒中多发的并发症之一，尤其是额、顶、颞区皮层梗死，并发症状性癫痫的概率相当高。症状性癫痫多发生于恢复期或后遗症，脑卒中患病1个月后或更长时间，3个月、半年后发作癫痫最为多见，发病早期发生癫痫的反而少见。针刺双侧大陵、鸠尾治疗症状性癫痫能较好地控制症状，减少或停止抗癫痫药物的应用。针刺鸠尾时令患者双手抱头，将胸廓提起，吸气时进针，直刺1寸，施用捻转平补平泻30秒钟，不留针。

【中庭】："中"指中央。居处为"庭"，"庭"又有"前"的含义。穴在膻中之下，内有心脏，心为居主，位居中央，胸廓犹如庭院，其中间为正室，故在膻中之下，设一穴名"中庭"。

主治：胸胁支满，呕吐反胃，饮食不下，噎膈。

【膻中】："膻"指空腔，"中"指中央。因穴适当两乳中间，为宗气所聚之处，且因膻中为心之外周，代心布令，居于胸膜之中，故名"膻中"。

别名：（1）胸堂。胸堂名意指本穴位于胸部也，无他意。（2）上气海。《黄帝内经·灵枢·海论》："膻中者，为气之海。"上气海，此与任脉下部气海穴相对而言，指本穴为任脉的生气之海。（3）气会。本穴物质为任脉之气汇聚之所。

主治：气喘，噎膈，胸痛，乳汁少，心悸，心烦，咳嗽，胸闷不畅。

我认为膻中穴宽胸理气效佳，所以多用于气机不畅而见郁证、脏躁、梅核气等。

【玉堂】：居处为"堂"，"玉"指肺言。穴居心位，为心主之居处，加之该穴主治胸中满、不得卧、喘逆上气、呕吐烦心，此皆属肺疾，故名"玉堂"。

主治：咳嗽，气喘，胸痛，呕吐，寒痰，喉痹咽塞。

【紫宫】："紫"指赤色，与绛同义；中央为"宫"。昔称心脏为"绛宫"，可见紫宫实指心主，任脉至此，正内合于心，心为血之主宰，穴当其处，故名"紫宫"。

主治：咳嗽，气喘，胸痛，喉痹，咽塞，衄血。

【华盖】：星名。《宋史·天文志》："华盖七星，杠九星如盖，有柄下垂，以复大帝之座也。在紫微宫临勾陈之上。"穴位居紫宫穴上方。或释：华，华丽；盖，伞盖。华盖为帝王所用。肺居心（君）之上，为五脏之华盖。穴当前胸，与肺相关。

主治：咳嗽，气喘，胸痛，胁肋痛，喉痹，咽肿。

【璇玑】：魁星名，为北斗七星的北斗二。又解"璇"通"旋"，"玑"通"机"，"璇玑"，有旋转枢机之意。此穴对气管，为气管与肺气转运之枢机，故名"璇玑"。

主治：喉痹咽肿，咳嗽，气喘，胸胁支满，胃中有积，扁桃体炎，喉炎，气管炎，胸膜炎，胃痉挛。

【天突】："天"指上言，"突"指结喉突起。穴在结喉下宛宛中，主治咽喉疾病，针此能通利肺气，使之爽利通畅，故名"天突"。

别名：（1）天瞿。"天"，头面天部也。"瞿"，古代的戟属兵器，既能横打又能直刺，此指穴内气血为向外的冲突之状。（2）玉户。玉，金之属也，肺性之气也。"户"，出入的通道也。

主治：气喘，咳嗽，暴喑，咽喉肿痛，呃逆，瘿瘤，梅核气。

【廉泉】：考舌为"廉"，又指棱角状；液为"泉"。因穴上有结喉，形似棱角，内当舌下，时有津液所出，犹似清泉，主治舌纵涎出，故名"廉泉"。

别名：舌本。与其位置有关。

主治：舌下肿痛，舌缓流涎，脑卒中语言謇涩，舌强不语，暴喑，乳蛾，咽食困难，舌肌萎缩。

脑卒中后的语言不利是常见症状，脑卒中病人语言恢复亦是康复治疗中的重要环节之一。语言恢复除了语言矫正和训练之外，针刺治疗也起到重要作用。尤其是语言謇涩或舌强不语，上廉泉穴位于任脉走行线上，舌骨上缘至下颌之间1/2处，取此穴，向舌根部斜刺2寸，施用提插泻法，以舌根部麻胀感为度。再刺金津、玉液，用舌钳或无菌巾将患者舌体拉起，在舌下可见两支静脉，用三棱针点刺舌下静脉，以出血1~3毫升为度。

【承浆】："承"指受，"浆"指口涎。穴在下唇正中。口涎流出，此处承受，故名"承浆"。

主治：口㖞、齿龈肿痛、流涎等口部病证，暴喑，癫狂。

14. 督脉

【长强】：循环无端为"长"，"强"有健运不息之意。穴在脊柱骨的尾端，是督阳初始之处。考人体脊柱从颈到尾能自由转动弯曲，为荷重的主力，其气健运不息，循环无端，加之督脉阳气盛而强，故将督脉初始之处名为"长强"。

别名：（1）橛骨。"橛"，船尾底骨也，亦称龙骨，特点是强度大，此指穴内气血为强劲之状。（2）穷骨、龟尾、骨骶。皆指骶尾部。

主治：痔，便血，洞泻，大小便难，阴部湿痒，尾骶骨疼痛，癫痫，癔症，腰神经痛。

【腰俞】："腰"指腰部，"俞"指脉气转输之处。穴当腰眼处，主治腰部疾患，针此能活络壮腰，故名"腰俞"。

别名：腰柱。指本穴外输腰部的气血为腰部阳气的栋梁支柱。

主治：腰脊疼痛，脱肛，便秘，尿血，月经不调，足清冷麻木，温疟汗不出，下肢痿痹。

【腰阳关】：是穴适当关元俞上方，又当腹部关元穴之上部，两旁有大肠俞。考关元为元阳交会之处，此穴属督脉，位居腰背，脉气通于大肠俞，为督阳与大肠交会所，故名"腰阳关"。

主治：腰骶疼痛，下肢痿痹，月经不调，赤白带下，遗精，阳痿，便血。

【命门】：肾为生命之源，穴在两肾之间，相当于肾气出入之门户，故名"命门"。

别名：（1）属累。指本穴督脉之气堆迭。（2）精宫。为生精藏精之所。

主治：虚损腰痛，遗尿，泄泻，遗精，阳痿，早泄，赤白带下，月经不调，胎屡坠，汗不出，寒热疟，小儿发痫。

【悬枢】："悬"指系，通上连下为"枢"。考脊中上方为中枢，此穴在脊中下方，是三焦运上运下的枢纽，故名"悬枢"。

主治：腰脊强痛，肠鸣腹痛，完谷不化，泄泻。

【脊中】："脊"指脊柱，"中"指中部。考脊柱共21椎节，此穴在11椎下，适当脊柱全数的中部，故名"脊中"。

主治：腰脊强痛，腹满，不嗜食，小儿疳积，黄疸，脱肛，癫痫，感冒，增生性脊椎炎，胃肠功能紊乱，肝炎。

【中枢】：穴当脊中上一关节，为脊中的枢转处，故名"中枢"。

主治：腰背疼痛，胃痛，呕吐，腹满，食欲不振，黄疸，寒热，感冒。

【筋缩】："筋"泛指筋肉，"缩"有抽搐之意。穴当肝俞中央。考肝属木，在体主筋，该穴主治狂痫瘛疭、痉挛抽搐诸疾，名"筋缩"。

主治：脊背强急，腰背疼痛，胃痛，癫痫，抽搐，痫症。

【至阳】："至"有极的含义。穴属督脉，位于背部，当七椎之下，考督脉为阳经，背亦属阳，七乃阳数，三阳为极，故名"至阳"。

主治：胸胁胀满，咳嗽气喘，腹背相引痛，腰背强痛，四肢重痛，疟疾。

【灵台】："灵"，神灵；"台"，亭台。穴在神道和心俞两穴下，故喻为心的神灵之亭台，故名。

主治：喘哮久咳，脊痛项痛，寒热感冒，脾热，痈疽疔疮。

【神道】：心藏神，穴在心俞旁，如同心神之通道，故名"神道"。

主治：心痛，惊悸，怔忡，失眠健忘，脑卒中不语，癫痫，腰脊强痛，肩背痛，咳嗽，气喘。

【身柱】：支持为"柱"。穴在肺俞正中，适当两肩胛的中央，为肩胛荷重的撑柱，故名"身柱"。

主治：腰脊强痛，喘息，身热，癫狂，小儿风痫，痫症。

【陶道】：古时以两丘相重累曰陶，颈七胸一两椎棘突较大，是督脉脉气通往神明之府的通道，故名"陶道"。

主治：脊项强急，头痛，热证，疟疾，感冒。

【大椎】："大"有高起、开始之意。穴在第1椎凹陷处，是处脊椎较其他脊骨稍大高起，故名"大椎"。

别名：（1）百劳。"百"，数量词，多之意。"劳"，劳作也。百劳穴名意指穴内气血为人体的各条阳经上行气血汇聚而成。（2）上杼。"上"，上行也。"杼"，织布的梭子。此指穴内气血为坚实饱满之状。

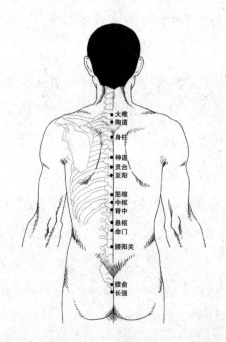

主治：颈项强直，角弓反张，肩颈疼痛，肺胀胁满，咳嗽喘急；疟疾，风疹，癫狂，小儿惊风，黄疸，感冒，疟疾。

【哑门】："哑"，发不出声也。"门"，出入的门户也。可治疗舌病音哑等症。

别名：舌厌，横舌。

主治：舌缓不语，音哑，头重，头痛，颈项强急，脊强反折，脑卒中尸厥，癫狂，痫证，癔症，衄血，重舌，呕吐。

【风府】：是阳维脉、督脉的交会穴。"风"即风邪，"府"即聚集处。此穴在枕下，可治风邪之为病，常是风邪聚集的部位。

主治：头痛，项强，眩晕，咽喉肿痛，失声，癫狂，脑卒中。

脑干血管病共济障碍是非常多见的临床症状之一，临床表现以平衡运动失调、协调运动失调及震颤为主。我在治疗脑干血管病共济障碍时，设定风府、哑门2个穴位，收到非常理想的疗效，但是穴位针刺操作规范非常严格。令患者坐位俯首，以2.5～3寸针，针向喉结，针体进入皮下后，以震颤手法逐渐进针，每次深度不得超过0.5毫米，值患者出现全身抖动立即出针，不留针，严禁捻转。

【脑户】：督脉上行入属于脑，此穴犹如门户。

主治：癫痫，喑不能言，头痛头晕，颈项强痛。

【强间】："强"，强盛也。本穴位于顶骨与枕骨之间，为强盛之处。

主治：头痛，目眩，颈项强痛，癫狂痫，烦心，失眠。

【后顶】：穴在头顶，当百会穴之后。故名。

别名：交冲。"交"，交会也。"冲"，冲撞也。交冲穴名意指督脉气血在此交会并相互冲撞。

主治：风眩，目眩，颅上痛，癫疾，瘈疭，狂走，项直颈痛。

【百会】：意为百脉于此交会。百脉之会，百病所主，故百会穴的治症颇多。

别名：（1）顶中央、巅上。此指本穴位于头顶中央，无他意。（2）天满。"天"，天部。"满"，满盛也。百会为身体最高处，穴内阳气为满盛之状。

主治：头痛、目眩、鼻塞、耳鸣、失眠、脱肛、阴挺、久泻久痢等。

百会有醒脑开窍、宁心安神、健脑益智之功效，可治疗失眠、脑卒中后睡眠倒错、血管性痴呆等病证。临证取百会、四神聪相配，向后斜刺0.3~0.5寸，施用捻转平补平泻，行手法1分钟，留针15分钟。

【前顶】：头顶最高处的前方。

主治：癫痫，头晕，目眩，头顶痛，鼻渊。

【囟会】："囟"，连合胎儿或新生儿颅顶各骨间的膜质部也。

别名：顶门。"顶"，头顶也。"门"，出入的门户也。

主治：头痛，目眩，面赤暴肿，鼻渊，鼻出血，鼻息肉，鼻痛，癫狂，嗜睡，小儿惊风。

【上星】：人头形圆像天，穴居头上，如星在上天，故名"上星"。

主治：头痛，眩晕，目赤肿痛，迎风流泪，面赤肿，鼻出血，鼻息肉，鼻痛，癫狂，痫证，小儿惊风，疟疾，热证。

【神庭】："神"，神明，此指脑。"庭"，前庭。脑为元神之府，穴在前额部，如脑之前庭。

主治：头痛，眩晕，目赤肿痛，泪出，目翳，雀目，鼻渊，鼻出血，癫狂，痫证，角弓反张。

【素髎】："素"，白色，高洁之意。

别名：面王。为面部突出高点。

主治：鼻塞，鼻出血，鼻流清涕，鼻息肉，鼻渊，酒鼻，惊厥，昏迷，新生儿窒息。

【水沟】：为手足阳明经与督脉交会之处,本穴位于鼻下，形态如同地部的小沟渠，故名"水沟"。

别名：（1）人中。"人"，指本穴位在天、地、人三部中的人部，即鼻唇沟的中部。（2）鬼客厅、鬼宫、鬼市、鬼排。意皆指与神志疾患相关。

主治：脑卒中昏迷，口噤不开，口眼㖞斜，面肿唇动，水气浮肿，小儿惊风，心腹绞痛，晕厥，癫痫，癔症。

人中属督脉，为督脉、手足阳明经之交会，为醒神要穴。且督脉入脑达巅，与脑及各脏腑关系密切，泻人中可开窍起闭、醒脑安神。于鼻唇沟上1/3处，向鼻中隔方向斜刺0.3～0.5寸，采用重雀啄手法。针体刺入穴位后，将针体向一个方向捻转360°，使肌纤维缠绕在针体上，再施雀啄手法，以流泪或眼球湿润为度。

【兑端】：在面部，当上唇的尖端，人中沟下端的皮肤与唇的移行部，故名。

主治：昏迷，晕厥，癫狂，癔症，消渴嗜饮，口疮臭秽，齿痛，口噤，鼻塞。

【龈交】：穴位于唇内上齿龈与唇系带连接处，又为任、督两脉之会，故名。

别名：齿根生。为牙齿生长的根本。

主治：齿龈肿痛，口臭，齿衄，鼻渊，面赤颊肿，唇吻强急，面部疮癣，两腮生疮，癫狂，项强。

后记
"圣手神针"在每个人的手中

经常有人问我："您在耄耋之年还能保持健康的身体、充沛的精力，秘诀是什么？"我的答案很简单，就是坚持运动和指针保健。

运动的好处相信大家都有切身的感受。运动让我特别受益，不仅给了我一副好身板，让我在快节奏的生活和工作中精力充沛，而且让身体经得起摔打。

我从小就喜欢运动，只要条件允许，我每天都坚持做2个小时的体育锻炼。我非常喜欢打篮球和游泳，年轻时是篮球队的主力队员。那时候，如果每天不活动活动，不出一身汗，就会感觉缺少了什么，浑身不自在。运动完，虽然气喘心跳，但是头脑非常清醒，身体也舒爽，一点儿不觉得累。我感觉这种锻炼对于脑力劳动者尤其有益。这些运动我一直坚持到中年、壮年，现在老了，就改成慢跑和健步走，每天至少要走10000步。

年轻时，我的临床工作强度很大，为了抢救患者常常需要连续工作一天以上，而且经常饭不定时。有的同事叫苦不迭，而我得益于身体底子好，觉得还算轻松，没有累得难以支撑。1973年，我开始认真琢磨"醒脑开窍针法"。那时为了研究取穴、手法、疗效和设定各种指标，思考的东西很多。在别人看来很劳心伤神的事情，我也没有觉得特别辛苦。因为我一直有运动的习惯，这让我可以始终保持良好的状态应对困难。

《吕氏春秋·尽数》中说："流水不腐，户枢不蝼，动也。"对于人的健康来说，也是这样。运则行，动则通，气血不行、不通则瘀，瘀则百病生。很多人吃多了会腹胀、排气，或者吃不对劲就消化不良，年轻人也难免，但是这些情况在我身上基本看不到，这就是运动带给我的好处。

除了运动，指针保健也让我受益匪浅。指针是我的"独门绝技"，就是用手指代替银针来行针刺之法。针灸是中医技法中非常核心和重要的一项。我在研究针刺的过程中，发现其疗效虽然很好，但是局限也很大。你看艾灸、拔罐、刮痧，在家都可以自己做，但是针刺不行，普通患者在家是不能自己给自己扎针的。于是，我慢慢琢磨出用手指代替银针来施针刺的法子，而且效果不错。特别是在健脑方面，我在前面的文章中介绍过，每天用指针按压天柱、风池、翳风穴 10 分钟，会有预防脑卒中的功效。如果是给足三里、中脘、关元穴这些保健要穴做指针，也会取得相应的保健作用。每天指针保健的时间可长可短，几分钟也行，十几分钟也行，趁着休息、空闲的时候做，工作再忙碌的人也能用得上。

有人说："我去健身房运动，平时也按按摩、推推拿，为什么还是不健康？"这就要看你是始终坚持，还是三天打鱼两天晒网。无论是运动，还是指针保健，都不能急于求成，要持之以恒才能有所收获。

因为我在针灸方面取得了一些成绩，受同行的抬爱，送了我一个"圣手神针"的名号。其实，我只是多些临床的经验和心得，多些对保健和治疗疾病的领悟，"圣手神针"是当不起的。我把针刺简化成指针，因为对于大众来说，指针简单易学，是最实用的健身养生方法。如果大家对自己多一些关心，对健康的方法多一些关注，学学我的指针保健方法，就可以像我一样把"圣手神针"握在自己的手中。